Yoga bringt

Swami Sarasvati

Lebensfreude

Mit 225 Fotos

Albert Müller Verlag
Rüschlikon-Zürich
Stuttgart · Wien

Aus dem Englischen übersetzt von Els Knäple. – Titel des englischen Originals: «Yoga for Vital Beauty», erschienen bei Horwitz Publications.
 – ISBN 3 275 00543 X. – 1/5-74. – Printed in Switzerland.

Inhalt

Einführung

In meinem Buch habe ich die Yoga-Übungen zusammengestellt, die sich als die beliebtesten in meinen Fernsehkursen erwiesen. Sie sind nicht nach Schwierigkeitsgrad, sondern nach den Körperteilen gruppiert, für welche die Übungen bestimmt sind. Es spielt dabei keine Rolle, welche Übung der Schüler zuerst versucht und ob er sie vollständig ausführt. Jeder sollte einfach so viel und so oft üben, wie er eben kann. Jeden Tag kontrolliertes Atmen, etwas Übung und ein wenig Entspannung wird nicht nur innere Schönheit offenbaren, alles zusammen führt auch zu einem wohlgeformten, gesunden und jugendlichen Körper. Man gewinnt eine positive Einstellung zum Leben, man wird aktiver und energischer. (Würden Sie glauben, daß ich bereits vierzig bin? Ich sehe doch nicht älter aus als etwa sechzehn!)
Einmal begonnene tägliche Yoga-Übungen gibt man nicht mehr auf, denn Yoga macht Freude. Weil alle Übungen langsam und fließend, nicht ruckartig, ausgeführt werden, ist Yoga nicht anstrengend, die Bewegungen sind sanft, sie entspannen Körper und Geist.
Entspannung aber bedeutet Schönheit; Verkrampfungen machen häßlich und alt.
Als erstes sollte man die Vollatmung erlernen, denn die Übungen beginnen und enden mit mindestens drei Vollatmungen. S. S.

Atmungsübungen

Atem bedeutet Leben – keiner hat das besser erkannt als der indische Yogi, für den tiefes, kontrolliertes, rhythmisches Atmen (Pranayama) die wichtigste aller Asanas (Übungen) ist. Richtiges Atmen befreit von Verkrampfung, verbessert die Verdauung und erhält innerlich und äußerlich gesund und jugendlich. Mit der Vollatmung beginnt der Yogi seine Übungen – er beendet seine «Yoga-Stunde» mit der Vollatmung.

Entspannungsatmung

Auch beim Atmen beginnen wir mit der Entspannung:
Im Lotussitz wie auf dem Bild – Anfänger nur mit gekreuzten Beinen – auf dem Boden sitzen, die Hände mit den Handflächen nach oben auf den Knien, den Kopf tief gesenkt. Langsam ein- und ausatmen (jeweils bis vier zählen).

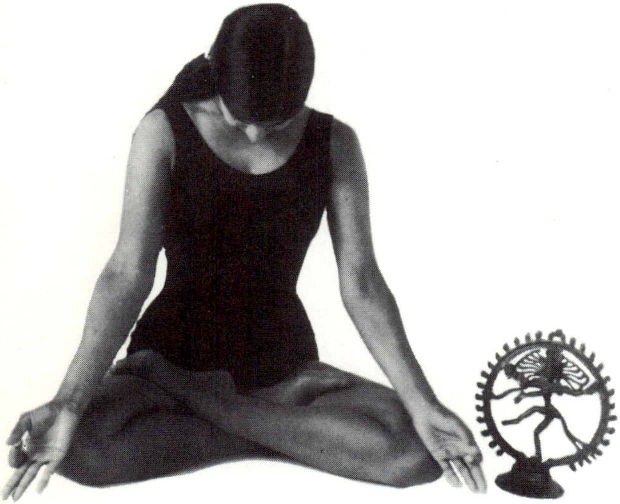

Vollatmung

Die Yoga-Vollatmung besteht aus drei Stufen: Zwerchfell- oder Bauchatmung, Brustatmung und obere oder Schulteratmung. Bei richtig ausgeführter Vollatmung wird die Lunge vom Schlüsselbein bis zum Zwerchfell ganz einbezogen. Man beginnt mit der Bauchatmung und wiederholt sie, bis man sie gut beherrscht. Dann übt man die Brustatmung und schließlich die Schulteratmung, jede für sich allein. Erst wenn die drei Stufen unter genauer Beobachtung gründlich geübt sind, soll man die Vollatmung ausführen, bei der eine Stufe sanft in die andere überfließt.

a. Zwerchfell- oder Bauchatmung

1 Tief einatmen, dann die Hände auf den Bauch legen. Beim Ausatmen beobachten, wie sich die Finger – ohne daß man sie bewegt – leicht gegeneinander schieben.

2 Einatmen, den unteren Teil der Lungen mit Luft füllen. Dabei gehen die Finger wieder auseinander.

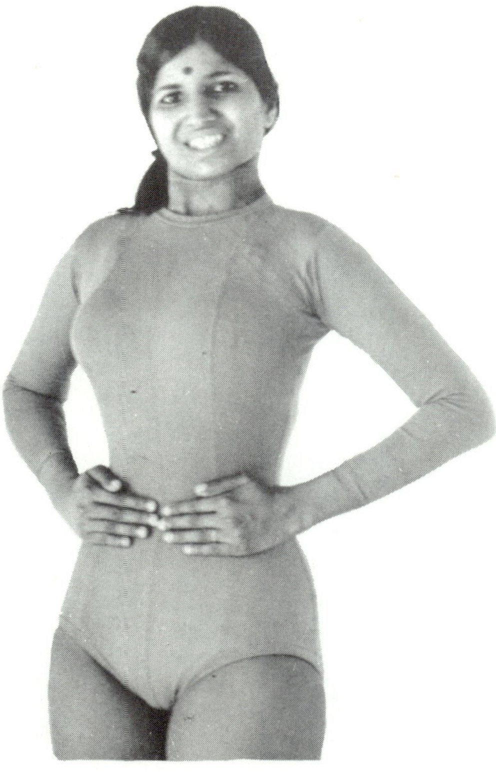

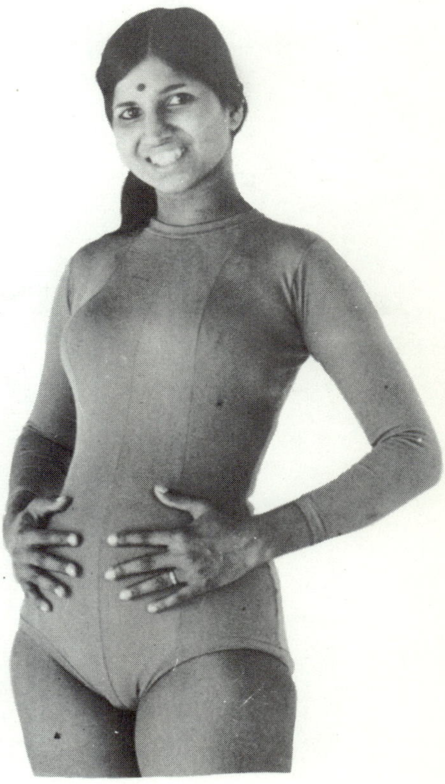

b. Brustatmung

Das ist unsere übliche Atmungsweise. Im Yoga aber wird sie viel langsamer und tiefer praktiziert.

1 Tief einatmen, dann die Hände auf die Brust legen. Beim Ausatmen berühren sich die Fingerspitzen.

2 Einatmen, den mittleren Teil der Lungen mit Luft füllen. Die Finger gehen weit auseinander. Wir versuchen, den Atmen anzuhalten, während wir bis vier zählen.

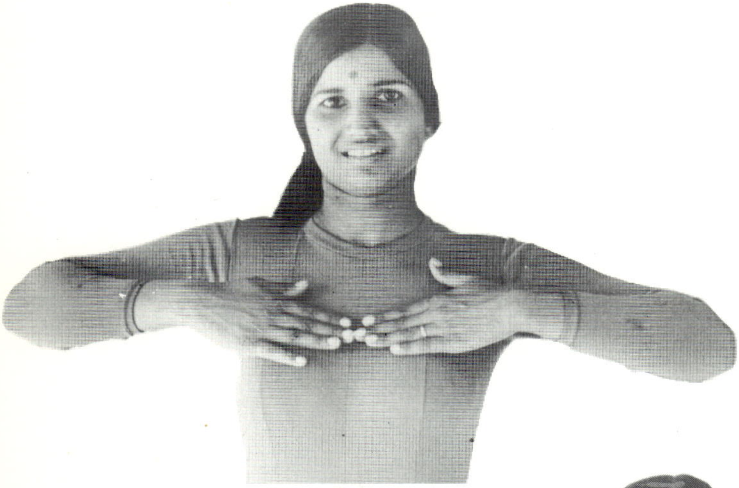

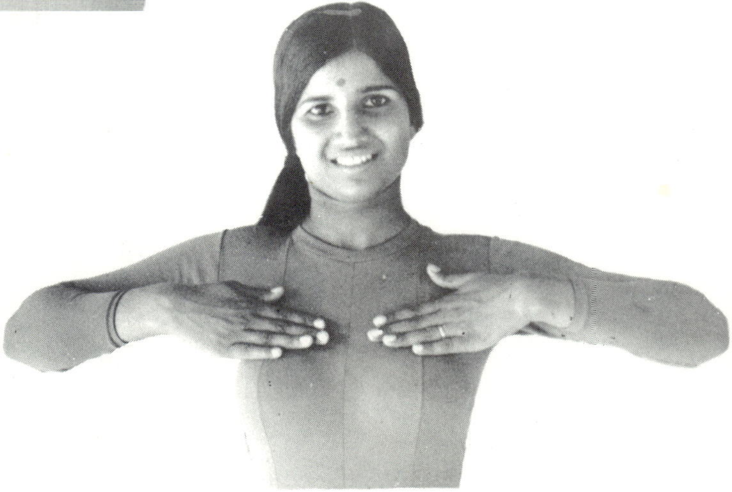

c. Obere oder Schulteratmung

Beim Einatmen sollen Geist und Körper mit positivem Denken an Energie und Stärke beeinflußt werden, beim Ausatmen wird negatives Denken an Sorgen und Krankheit verbannt.

1 Arme heben, Ellbogen so anwinkeln, daß die Hände vor der Brust liegen, die Fingerspitzen berühren sich.

2 Tief einatmen, Arme ausstrecken, weit nach hinten, den oberen Teil der Lungen mit Luft füllen.

3 Ausatmen und die Hände wieder in die Ausgangsstellung vor der Brust zurücklegen.

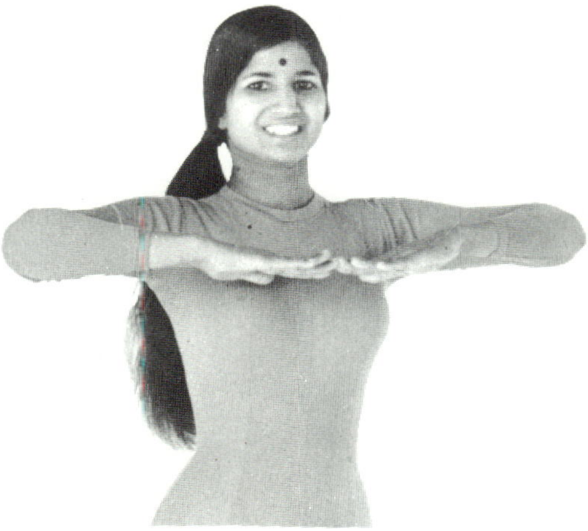

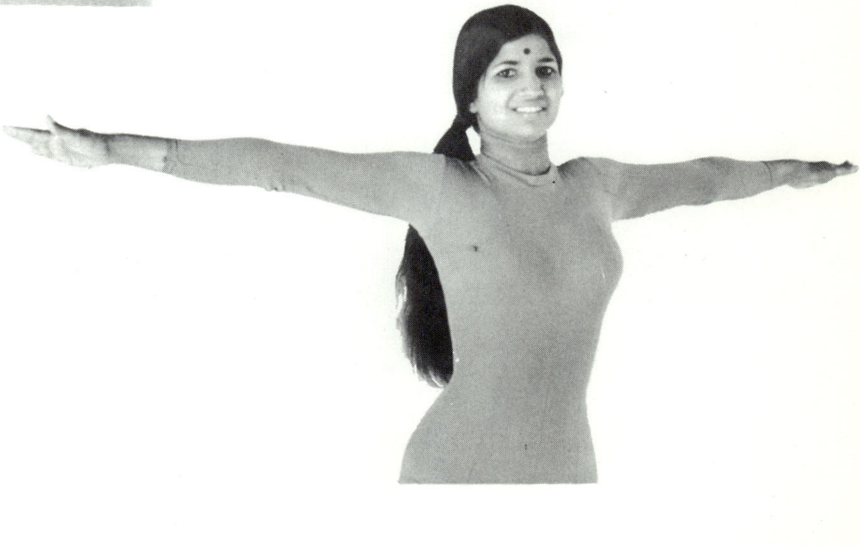

Wechselweise Nasenatmung

Laßt uns einen tiefen Atemzug tun und bitten um die Kraft, uns über Schwächen und Widerwärtigkeiten zu erheben und immer neu zu versuchen, das Beste aus unserem Leben zu machen.

1 Mit geradem Rücken und nach hinten gereckten Schultern auf dem Boden sitzen (Lotusstellung oder Schneidersitz), den rechten Daumen am rechten Nasenflügel.

2 Zeige- und Mittelfinger zwischen den Augenbrauen, Ringfinger am linken Nasenflügel.

3 Linken Nasenflügel loslassen, tief einatmen (bis vier zählen). Durch leichten Druck von Daumen und Ringfinger jetzt beide Nasenflügel schließen und den Atem anhalten (bis vier zählen). Den rechten Nasenflügel öffnen und langsam ausatmen. Dann durch den rechten Nasenflügel einatmen (bis vier zählen), den Atem anhalten (bis vier zählen), den rechten Nasenflügel schließen, und durch den linken Nasenflügel langsam ausatmen.

Damit ist ein Zyklus wechselweiser Nasenatmung vollendet, und wir beginnen von vorn.

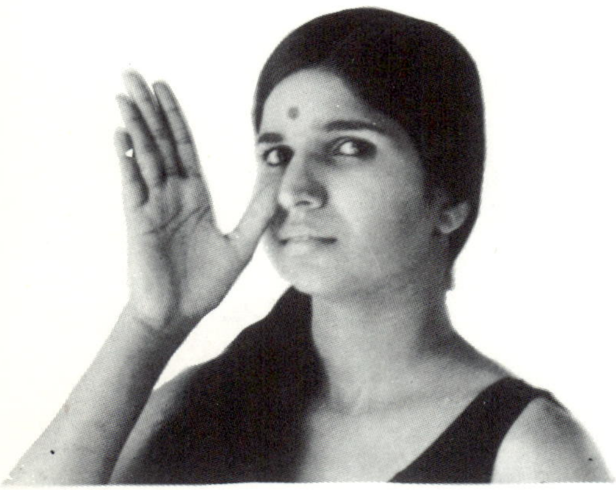

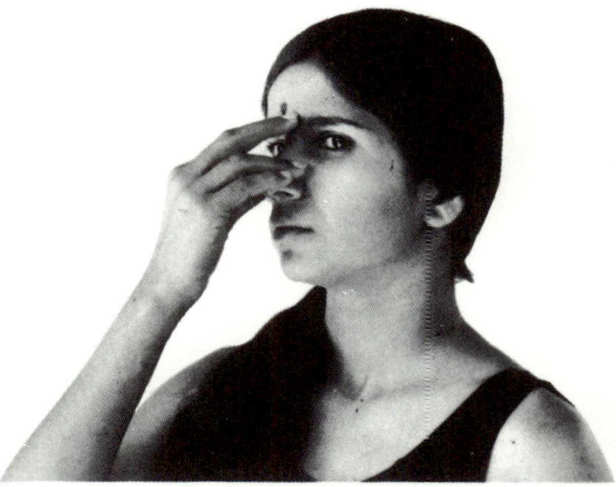

Streckübungen

Strecken Sie sich oft: am frühen Morgen, um den Körper zu wecken, während des Tages, um Spannungen zu lösen, am späten Abend, um gut zu schlafen.

Vierteilige Streckübung

1 Aufrecht stehen, Füße leicht gespreizt. Einatmend die Arme über den Kopf heben und den ganzen Körper hochstrecken.

2 Ausatmend den Oberkörper so weit nach vorn neigen, daß die gestreckten Arme eine Parallele zum Boden bilden. Langsam in die erste Stellung zurückkehren.

3 Einatmend den Oberkörper langsam nach hinten strecken und ebenso langsam wieder in die Ausgangsstellung zurückkehren.

4 Ausatmend den Oberkörper nach rechts strecken, einatmend zurück in die Hochstellung.

5 Ausatmend den Oberkörper nach links strecken, einatmend in die Ausgangsstellung zurück. Entspannen.

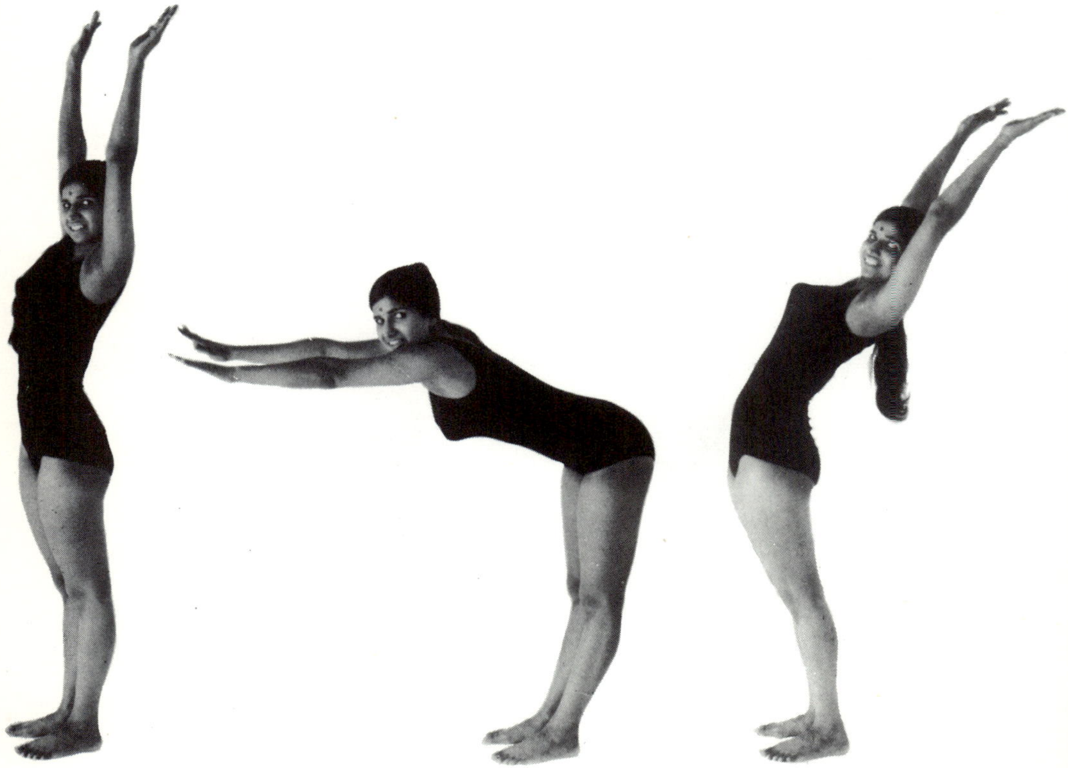

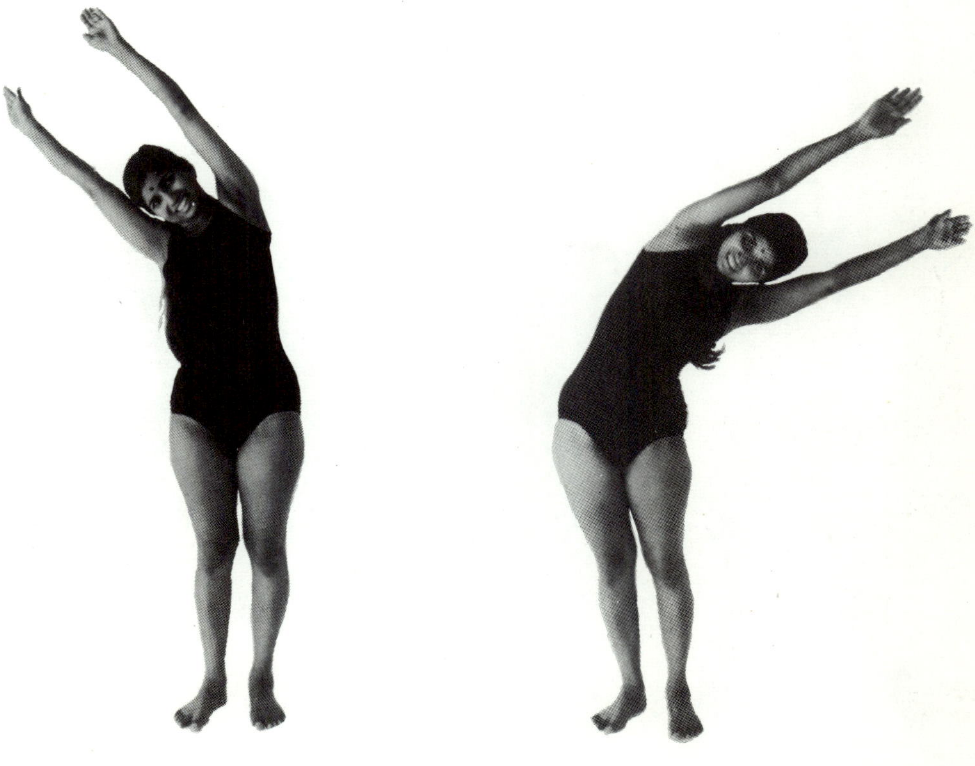

Dreh- und Beugeübung

Diese Übung stärkt und formt die Beine und reduziert Fettpölsterchen an Hüften und Taille. Sie hilft eine schöne, schlanke Figur zurückgewinnen und befreit von Ischias-Schmerzen.

1 Aufrecht stehen, Beine weit gespreizt, Arme hoch über dem Kopf.

2 Einatmend und ohne die Füße zu bewegen aus der Taille heraus Drehung nach rechts.

3 Ausatmend den Körper so tief beugen, daß jede Hand auf einer Seite des rechten Fußes auf den Boden gelegt werden kann; die Beine bleiben durchgestreckt.

4 In dieser Stellung den Kopf auf das rechte Knie legen.

5 Einatmend den Körper langsam wieder aufrichten. Die Übung auf der Gegenseite wiederholen.

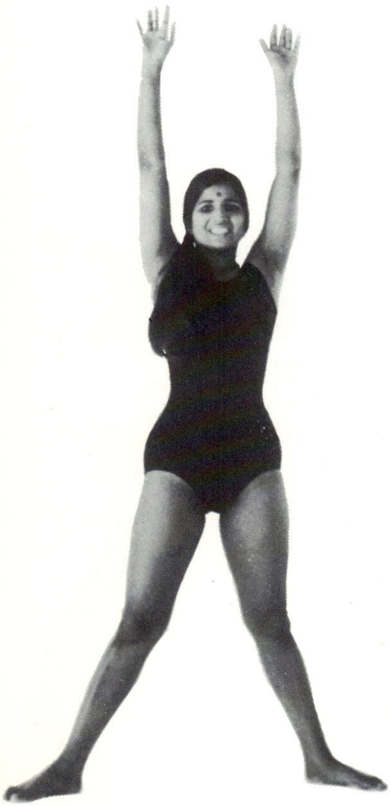

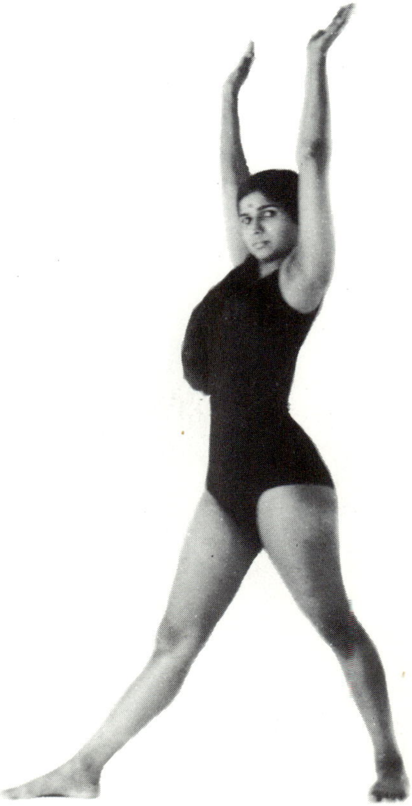

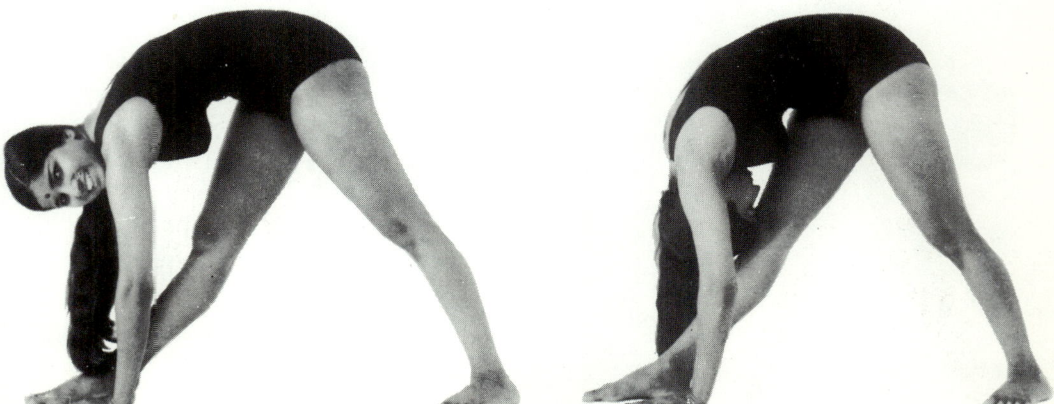

Auf allen vieren gehen

Eine ausgezeichnete Übung, um das Rückgrat geschmeidig und elastisch zu machen. Sie formt Beine, Oberschenkel und Hüften, löst Spannungen, festigt die Waden und mindert Fußschmerzen.

1 Ausatmend den Körper nach vorn beugen, die Hände knapp vor den geschlossenen Füßen, wenn möglich ohne die Knie zu beugen, auf dem Boden aufstützen.

2 Mit der rechten Hand einen kleinen «Schritt» nach vorn, dann mit der linken Hand nachgehen.

3 Jetzt mit dem linken Bein, dann mit dem rechten vorgehen. Insgesamt so acht Schritte nach vorn, dann wieder acht Schritte zurückgehen.

4 Den Körper aufrichten und entspannen.

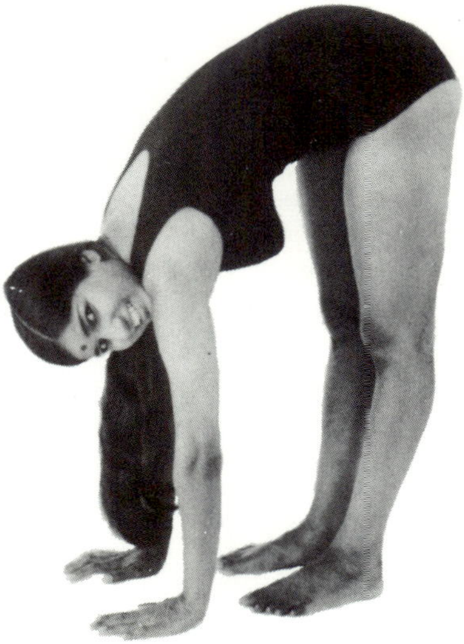

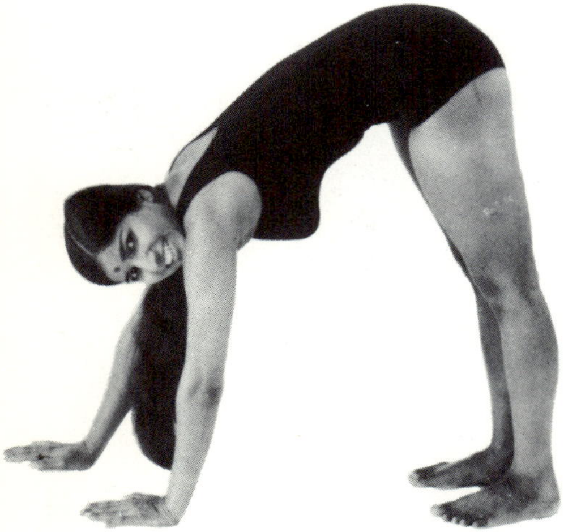

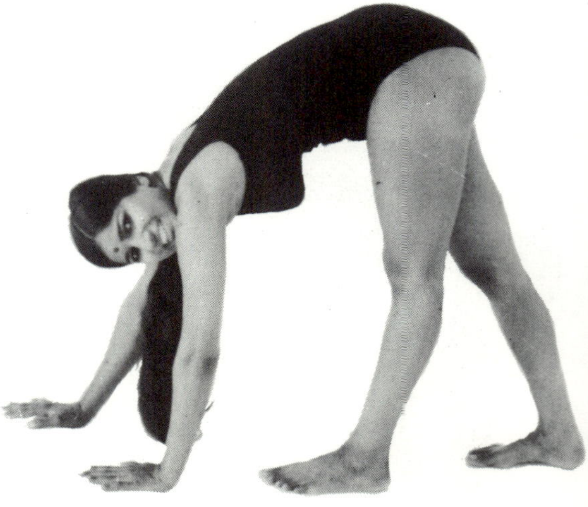

Rückenbeugung

Die Körperbeugung vor- und rückwärts erhält den unteren Rückenteil jung.

1 Aufrecht stehen, Füße wenig gespreizt, Hände auf dem Rücken ineinander verschränkt.

2 Einatmend Hüfte und Gesäß sanft nach vorn schieben.

3 Immer noch einatmend den Kopf nach hinten fallen lassen und mit den Händen gegen den Boden stoßen.

4 Ausatmend langsam den Körper wieder aufrichten und nach vorn beugen, die Arme hinter dem Rücken ganz durchgestreckt.

5 Den Körper wieder aufrichten und entspannen.

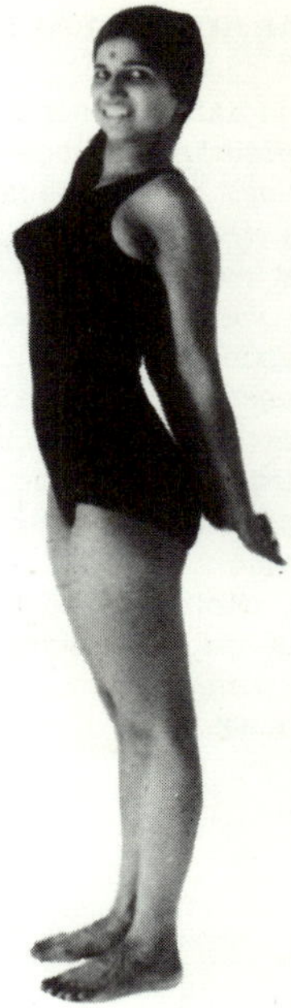

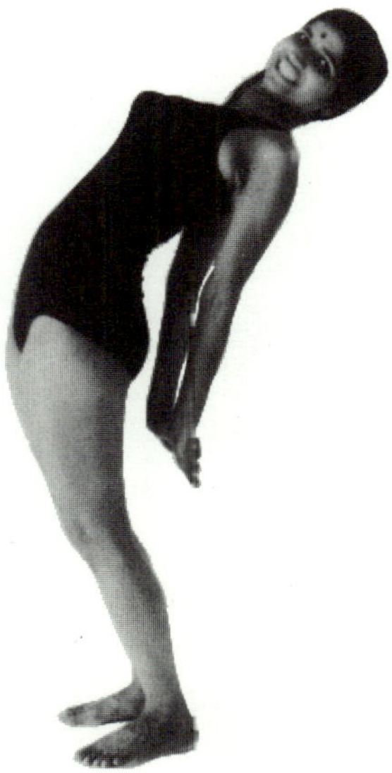

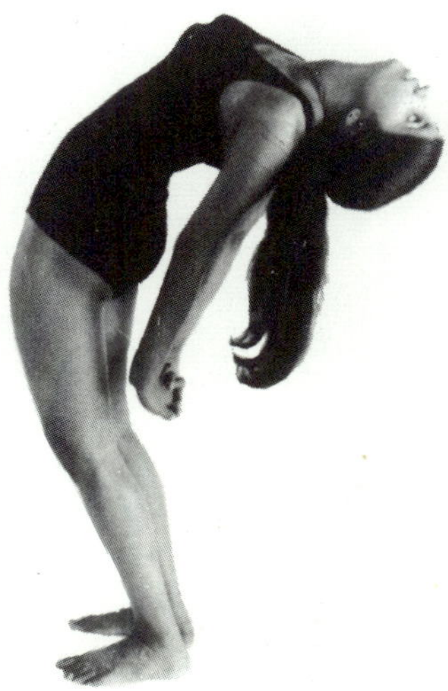

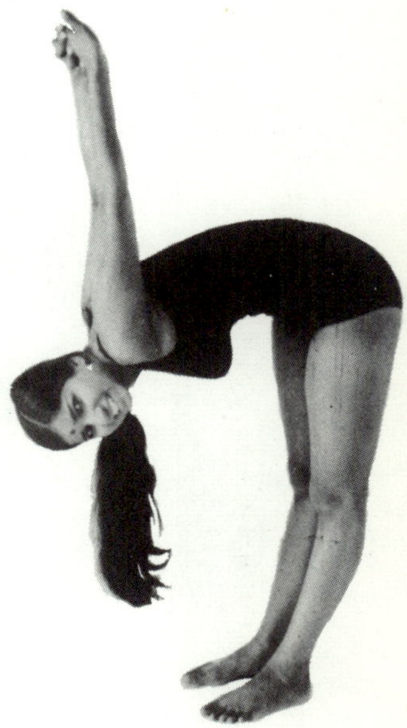

Sonnengruß (Surya Namaskar)

Die zwölf Stufen dieser uralten Übung werden nicht nur alle Muskeln kräftigen, die Gelenke elastisch erhalten und die Drüsentätigkeit anregen, sie führt auch zu einer positiven Einstellung zur Tagesarbeit. Sie darf nicht etappenweise, ruckartig ausgeführt werden, vielmehr sollen die Stufen fließend ineinander verschmelzen.

1 Aufrecht stehen, Füße leicht gespreizt, Hände wie im Gebet vor der Brust zusammengelegt.

2 Einatmend die Hände hoch über den Kopf ausstrecken und gleichzeitig den Oberkörper nach hinten beugen.

3 Ausatmend den Körper nach vorn beugen, so weit, daß die Handflächen auf den Boden aufgelegt werden können, wobei die Beine ganz durchgestreckt bleiben.

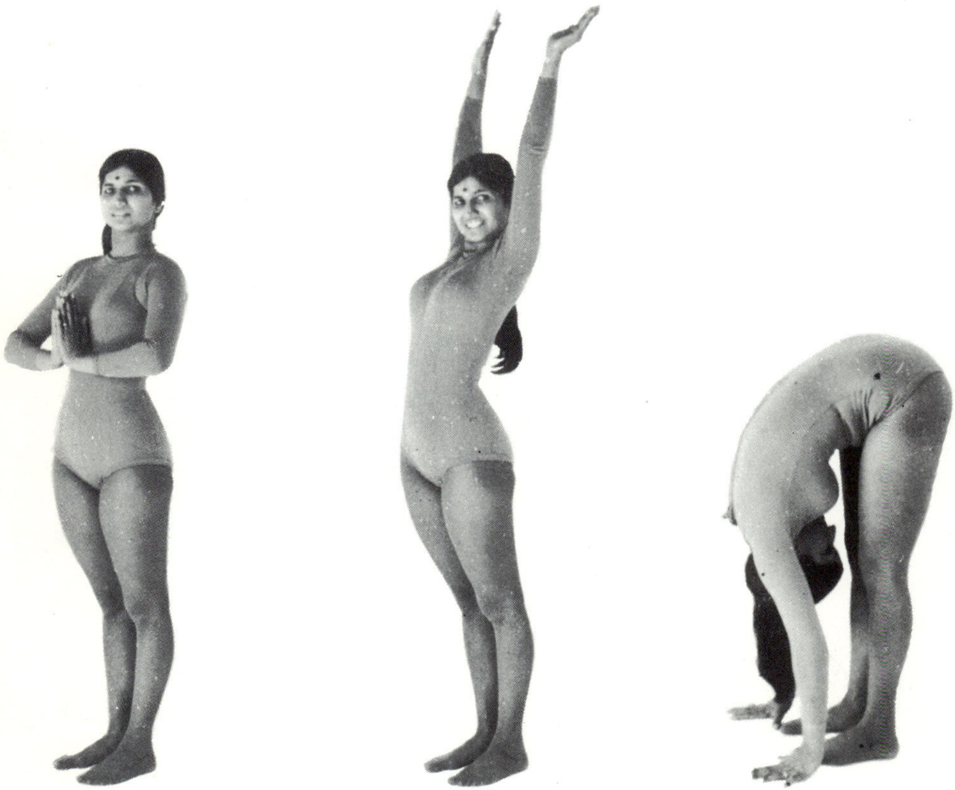

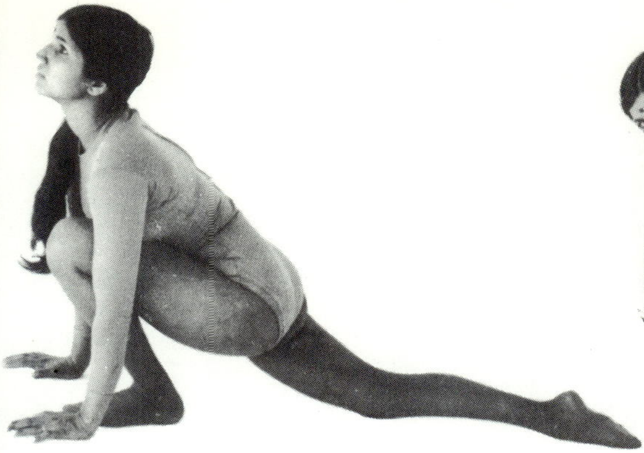

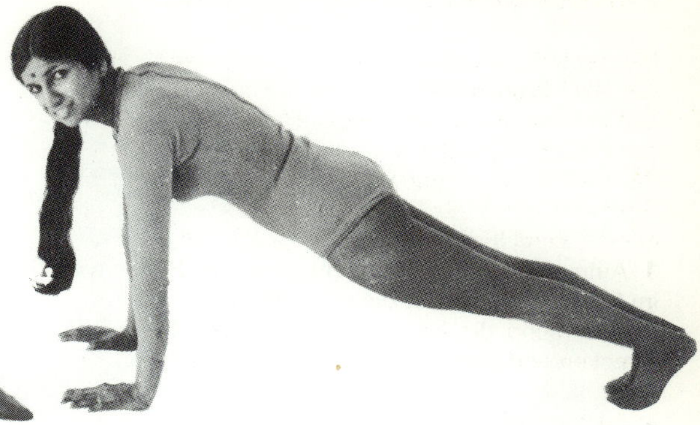

4 Atem anhalten. Handflächen auf dem Boden haltend das rechte Bein nach hinten ausstrecken und gleichzeitig das linke Knie beugen.

5 Einatmend das linke Bein ebenfalls nach hinten ausstrecken und gleichzeitig den Körper, auf die Hände gestützt, hochheben.

6 Ausatmend Kopf, Brust und Knie auf den Boden senken, das Gesäß bleibt oben.

7 Einatmend den Oberkörper heben, die Oberschenkel auf den Boden senken, Kopf und Schultern nach hinten gerichtet.

8 Ausatmend, ohne Hände und Füße zu bewegen, mit dem Körper einen Bogen bilden.

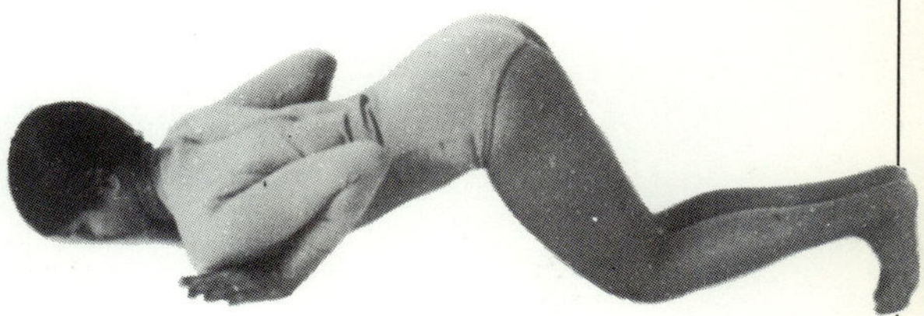

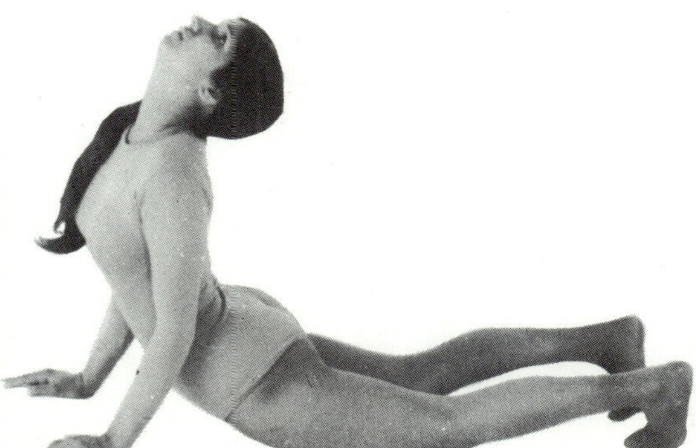

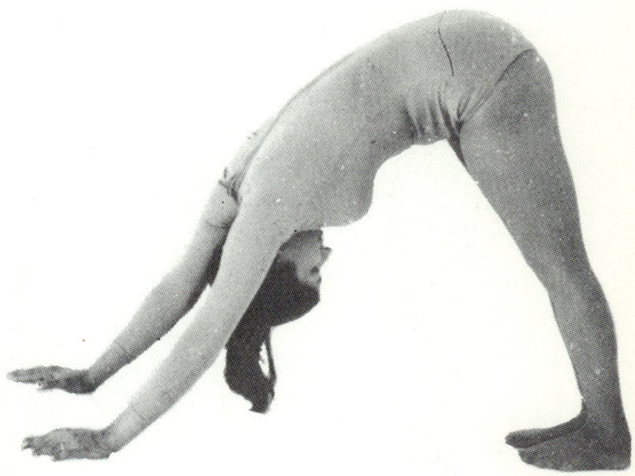

9 Atem anhalten, den rechten Fuß nach vorn zwischen die Hände schieben, linkes Knie auf dem Boden.
10 Noch immer Atem anhalten, nun auch den linken Fuß nach vorn schieben und die Beine ganz durchstrecken.
11 Einatmend den Körper aufrichten, die Hände hoch über den Kopf ausstrecken.
12 Ausatmend die Hände wieder vor der Brust zusammenlegen und entspannen.

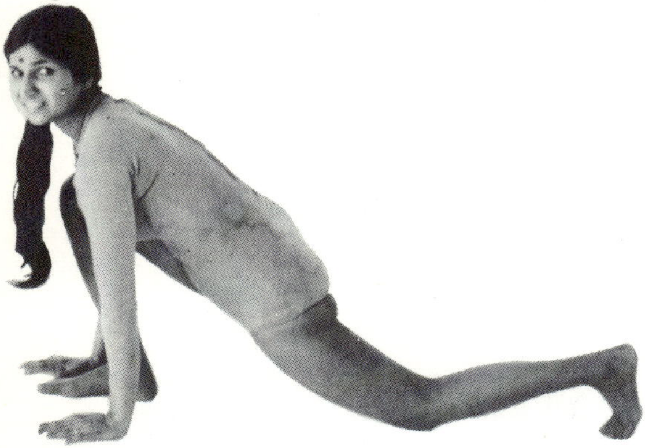

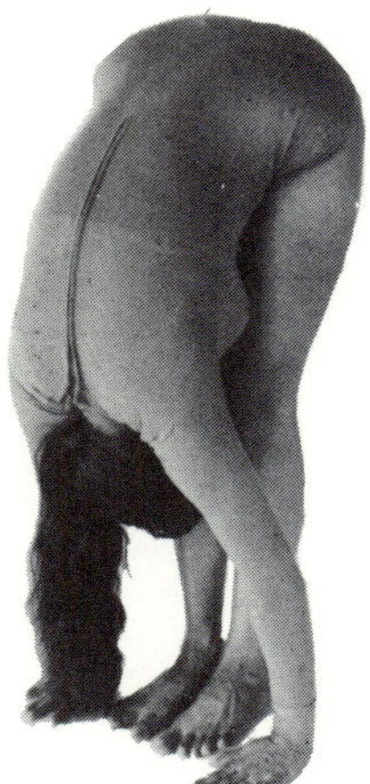

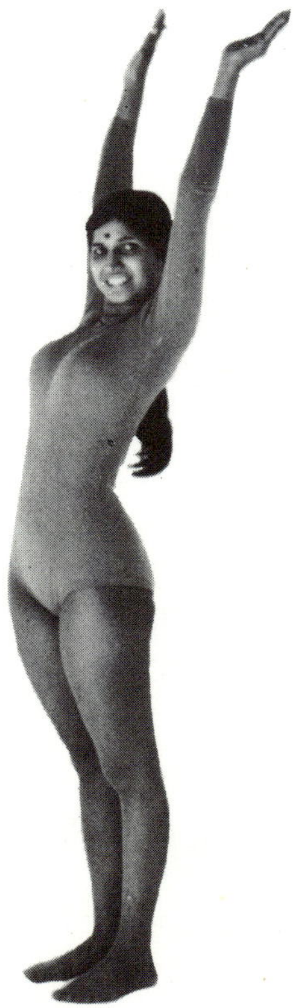

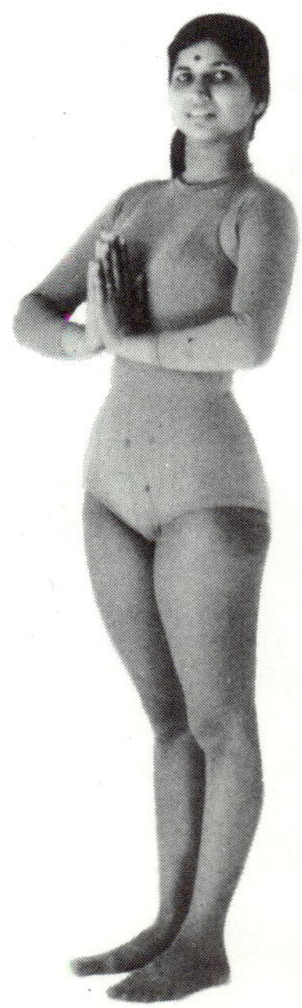

Gesicht und Hals

Verkrampfungen erzeugen einen harten Gesichtsausdruck. Ein harter Ausdruck aber ist nie attraktiv. Tägliche Entspannungsübungen wirken Wunder.

Kopfkreisen

Das Kopfkreisen formt und stärkt die Gesichts- und Halsmuskeln, vermindert Runzeln und Doppelkinn und löst Verkrampfungen im Nacken.

1 Langsam den Kopf auf die rechte Schulter senken,
2 nach hinten kreisen –
3 dann nach links –
4 und nach vorn; den Kopf dabei so tief halten, daß am Schluß des Kreises das Kinn auf dem Brustbein liegt.

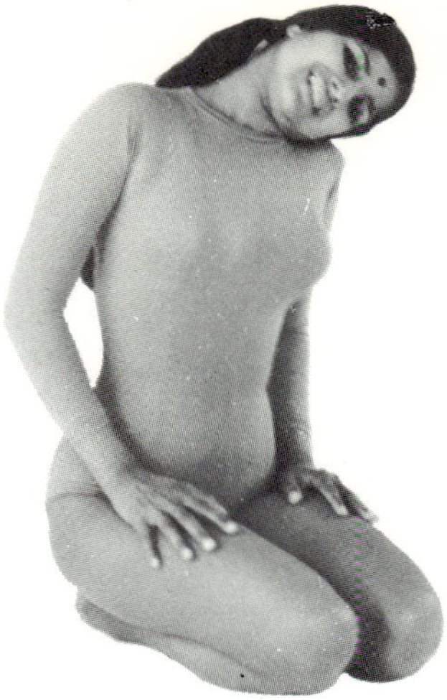

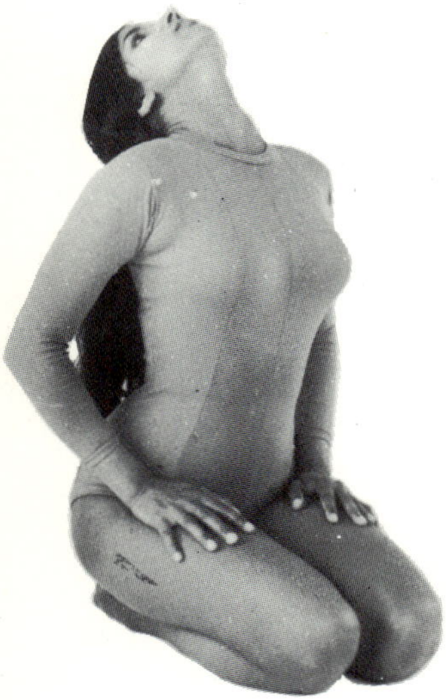

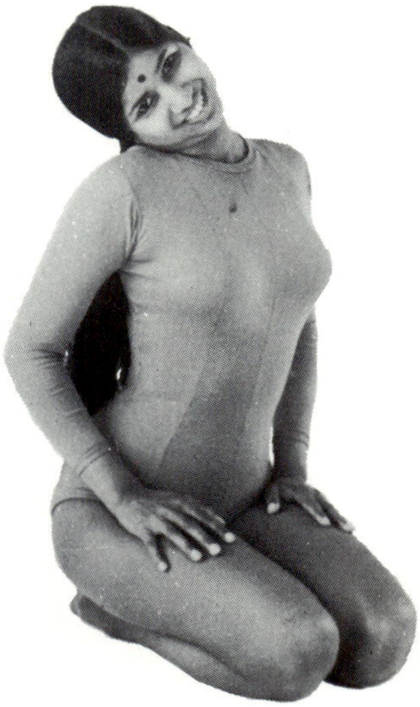

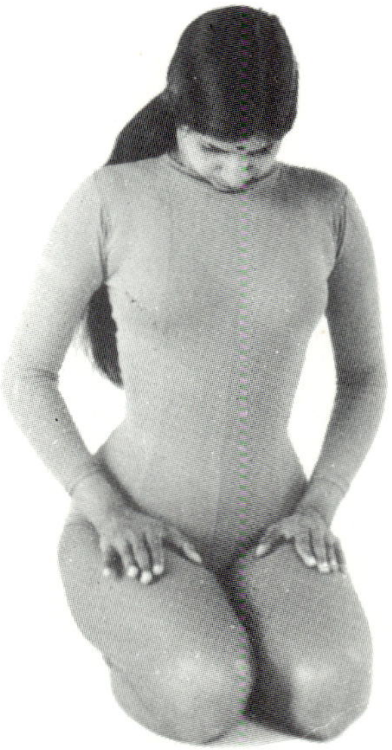

Halsmassage

Die Halsmassage löst Verkrampfungen im Gesicht. Diese Übungen wirken bei geschlossenen Augen besser.

1 Die Finger tief in den Nacken legen, wo die Spannung sitzt. Sanft massieren. Das wirkt sich beruhigend auf die Nerven aus.

2 Die Fingerspitzen an die Schläfen legen und diese Stelle in kleinen Kreisen massieren.

3 Und schließlich mit den Fingern die Halspartie hinter den Ohren abwärts massieren.

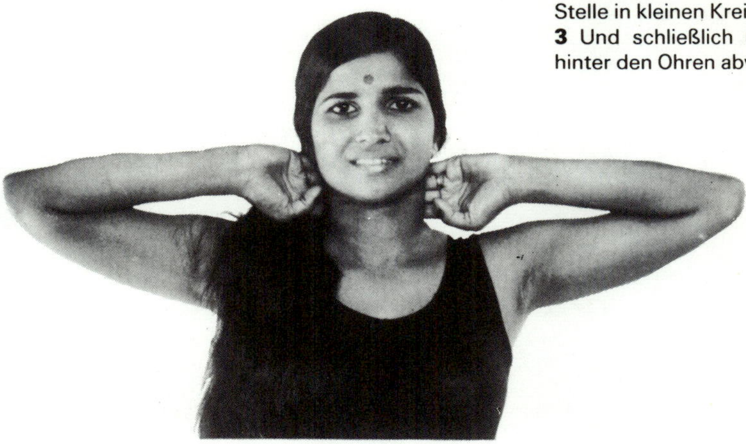

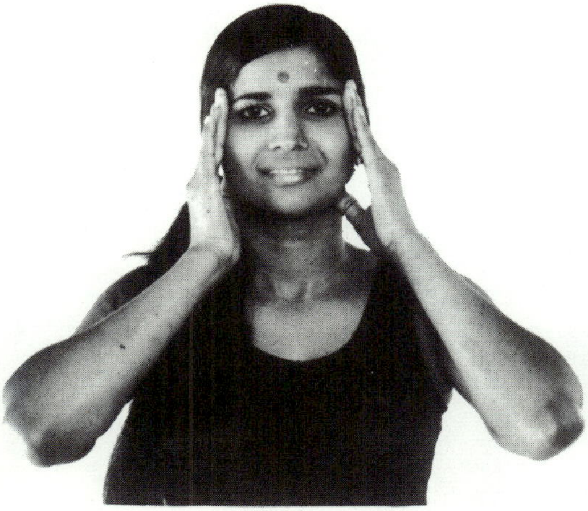

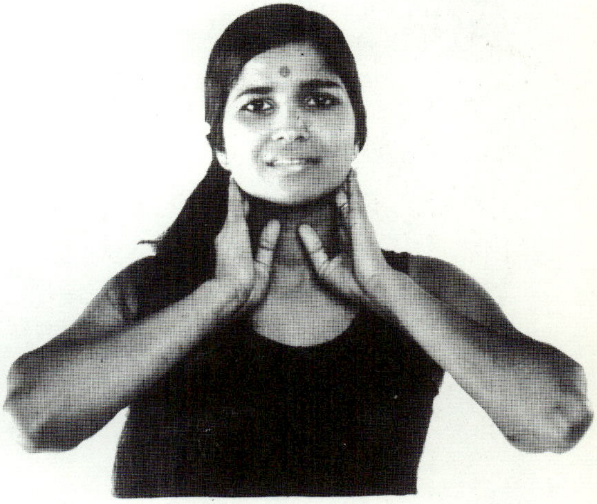

Ein neues Gesicht

1 Die Wangen so stark wie möglich aufblasen, bis drei zählen, entspannen.
2 Die Wangen wieder aufblasen und die Luft unter leichtem Druck auf die rechte Wange nach links hinüberschieben; dann umgekehrt unter leichtem Druck auf die linke Wange die Luft nach rechts verschieben; entspannen.
3 Die Mundwinkel zum «Spitzmündchen» zusammenziehen, entspannen.
4 *Stirn glätten.* Die Finger beider Hände auf die Stirn legen. Die Haut darunter, also nicht die Finger, zusammen- und wieder auseinanderschieben.

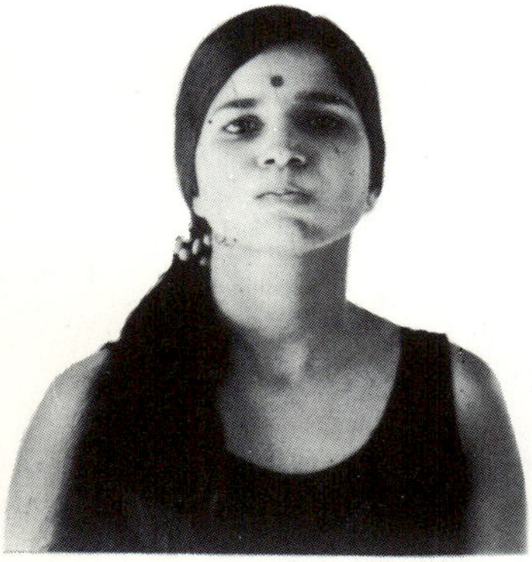

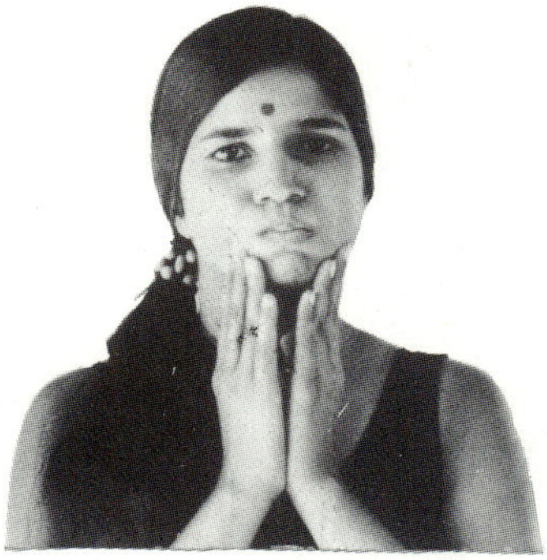

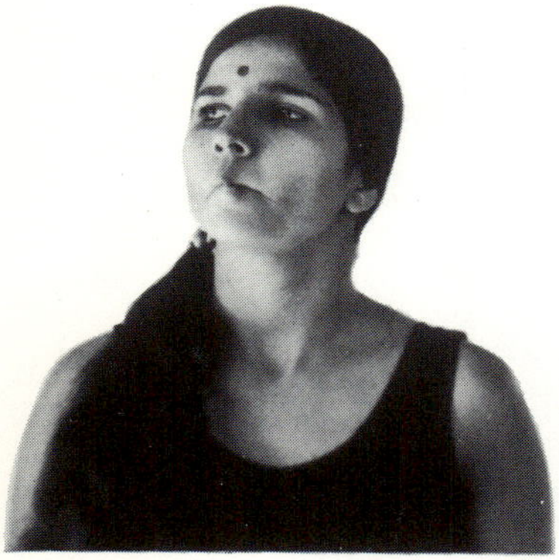

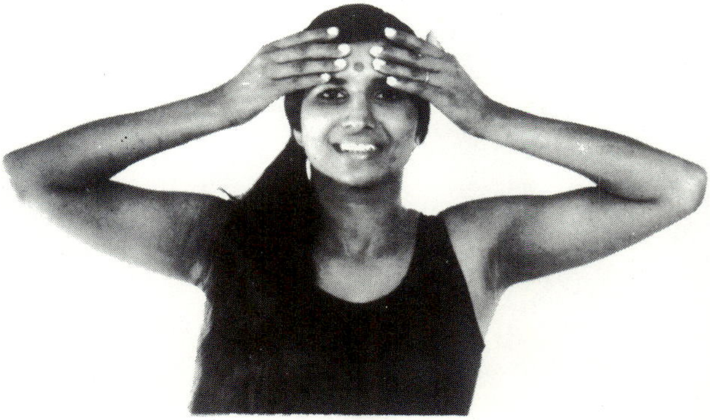

5 *Krähenfüßchen (Lachfalten) glätten.* Die obere Seite der leicht gebogenen Zeigefinger auf die Krähenfüßchen legen und die Haut hin- und herschieben, ohne die Finger zu bewegen.
6 *Kinn glätten.* Zeige-, Mittel- und Ringfinger an das Kinn legen und die darunter befindliche Haut kreisförmig bewegen, zuerst rechts- und dann linksherum.
7 *Mundwinkel glätten.* Beide Zeigefinger in die Mundwinkel stecken und die Lippen stark ausdehnen; entspannen; dreimal wiederholen.

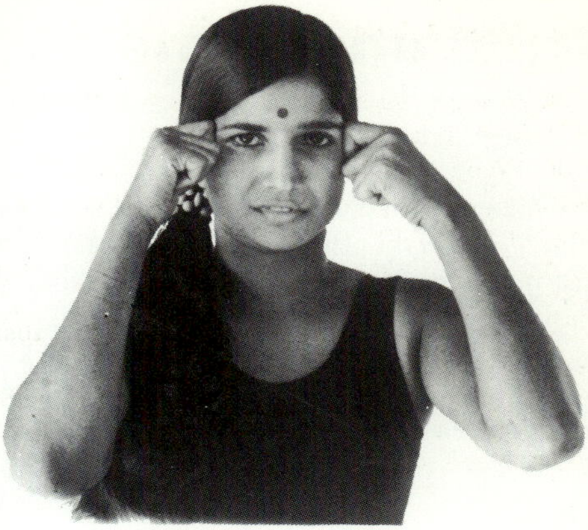

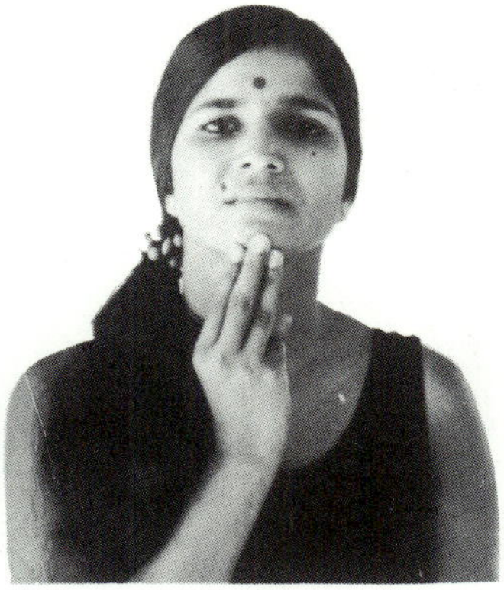

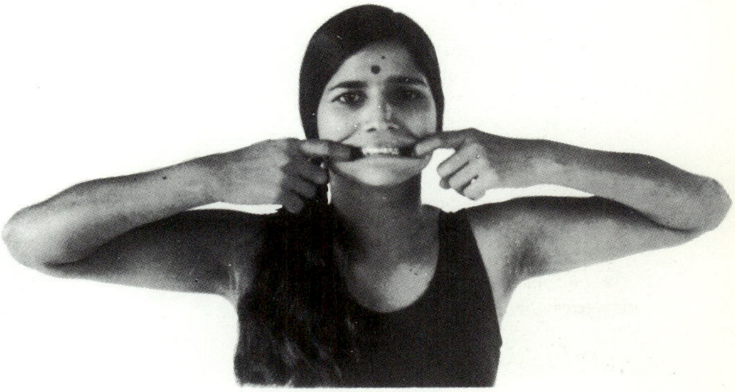

Brust und Arme

Eine volle oder flache, eine straffe oder formlose Brust – jede wirkt attraktiver, wenn sie mit tiefen, nach hinten gerichteten Schultern getragen wird. Niemand, der die folgenden Übungen täglich macht, braucht über eine schlaffe Brust zu klagen.

Kobra (Bhujangasana)

1 Auf dem Bauch liegen, Hände ineinander verschränkt unter dem Kinn.
2 Einatmend langsam Kopf und Schultern vom Boden abheben, so hoch wie möglich. Die Oberschenkel bleiben flach auf dem Boden.
3 Ausatmend den Körper wieder auf die Hände senken und entspannen.

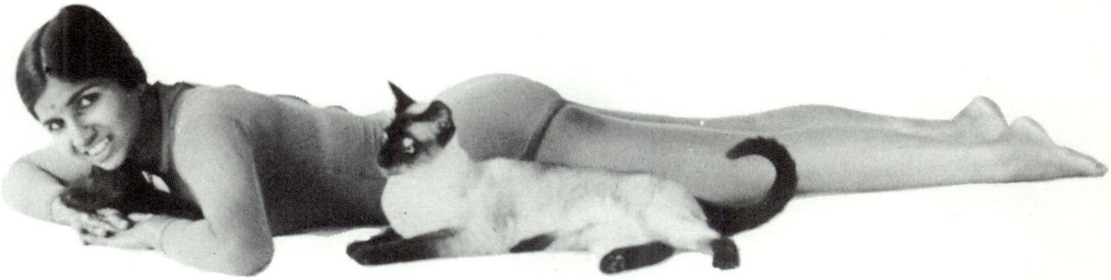

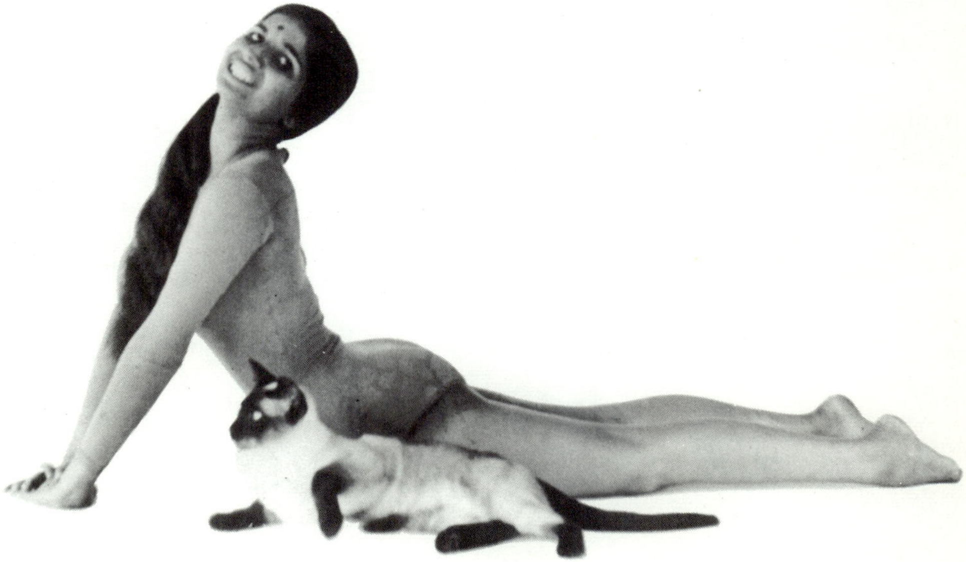

Handflächendruck

Der Handflächendruck stärkt und festigt Oberarme und Brust.

1 Auf den Fersen sitzen, die Hände vor der Brust zusammengelegt. Einatmend die Handflächen stark zusammenpressen. Ausatmen und entspannen.

2 Die gleiche Übung, dabei aber aus der Taille heraus den Oberkörper nach links drehen –

3 und dann nach rechts.

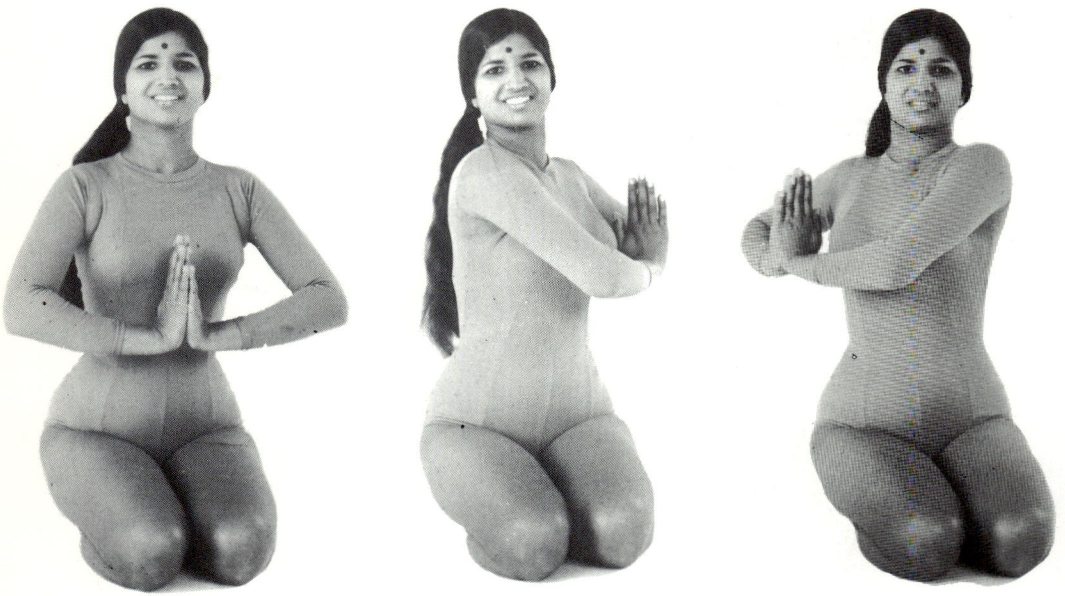

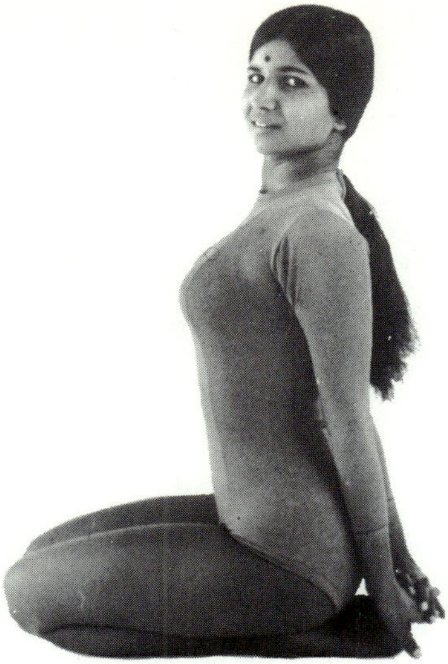

Schulterübung

1 Auf den Fersen sitzen, Rücken ganz gerade, Finger hinter dem Rücken ineinander verschränkt halten, Handflächen zum Boden gerichtet; einatmen.
2 Ausatmend die Arme hinter dem Rücken hoch ausstrecken.
3 Dabei den Oberkörper nach vorn neigen, so tief, bis der Kopf den Boden berührt.
4 Einatmend den Körper wieder zur Stellung 1 aufrichten und entspannen.

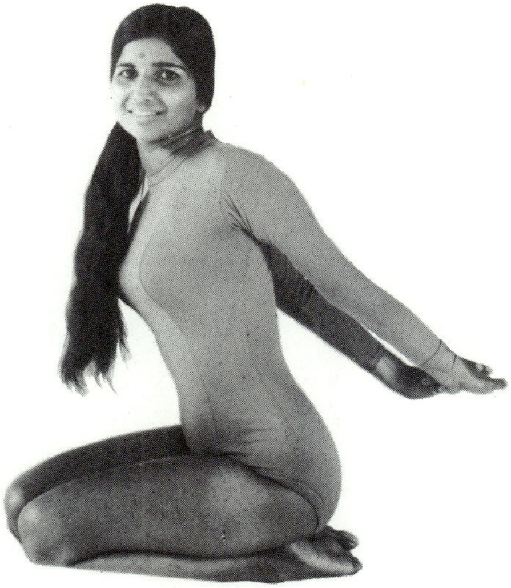

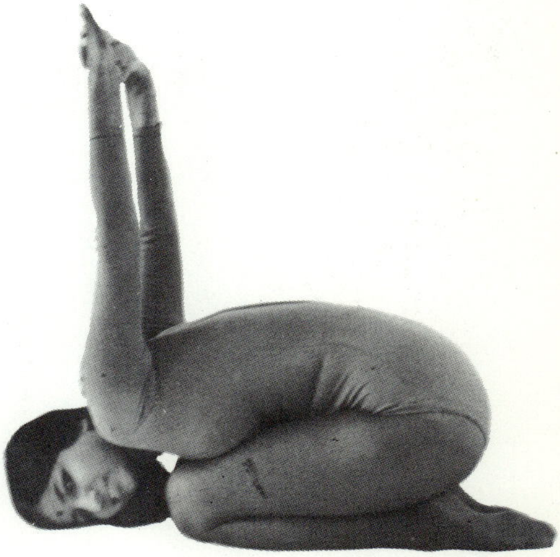

Greifübung (Gomukhasana)

Diese Übung kräftigt die Nackenmuskeln, hebt die Brust, festigt die Arme und betätigt die sonst wenig gebrauchten Schultermuskeln.

1 Auf den Fersen sitzen, Hände auf den Oberschenkeln, Rücken ganz gerade.

2 Einatmend den linken Arm hochheben, den Ellbogen hinter dem Kopf abwinkeln. Von unten her mit der rechten Hand die Finger der linken Hand fassen. Dabei wird der Kopf nach links gedreht und der Blick zum Ellbogen hinaufgerichtet.

3 Ausatmend in die Ausgangsposition zurückkehren und die Übung auf die Gegenseite wiederholen.

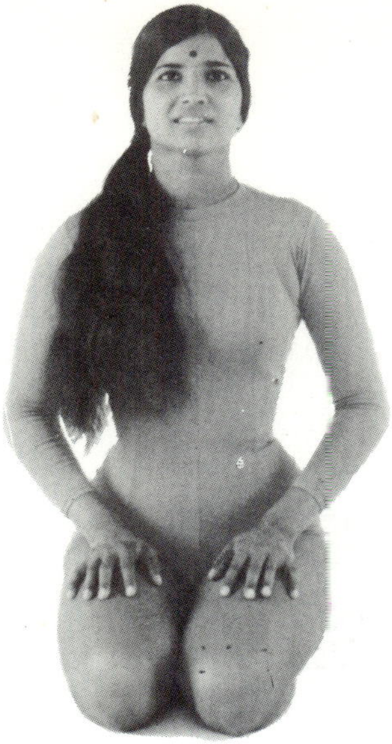

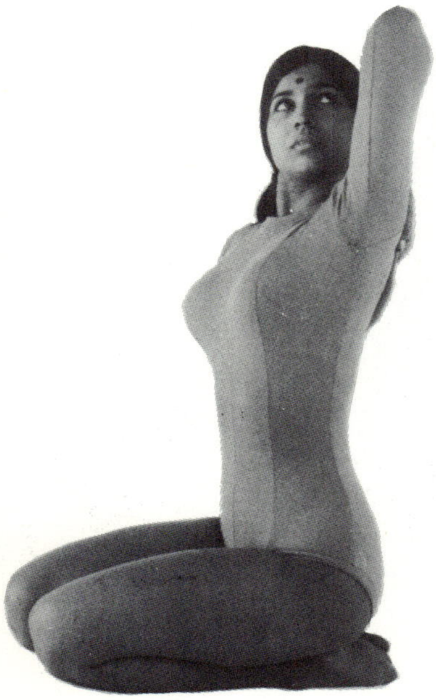

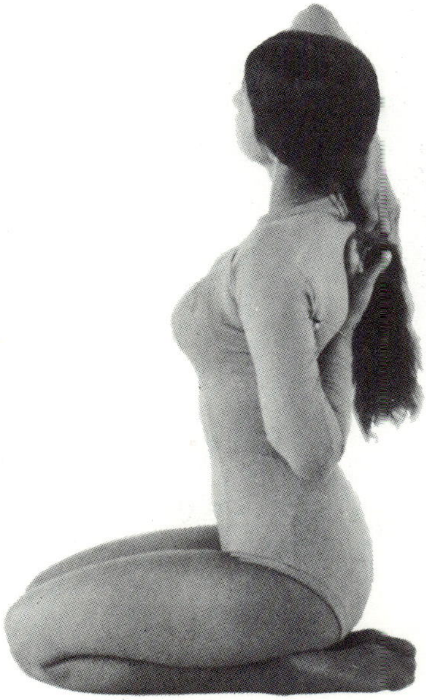

Haltungs- und Brustübung

1 Auf den Fersen sitzen, Hände hinter dem Nacken, Finger ineinander verschränkt.
2 Tief einatmend die Hände hochstoßen und nach rückwärts ziehen –
3 bis die Arme ganz durchgestreckt sind. Wenn die Übung gut ausgeführt wird, fühlt man die Muskelanspannung im Brustkorb.
4 Ausatmen und entspannen.

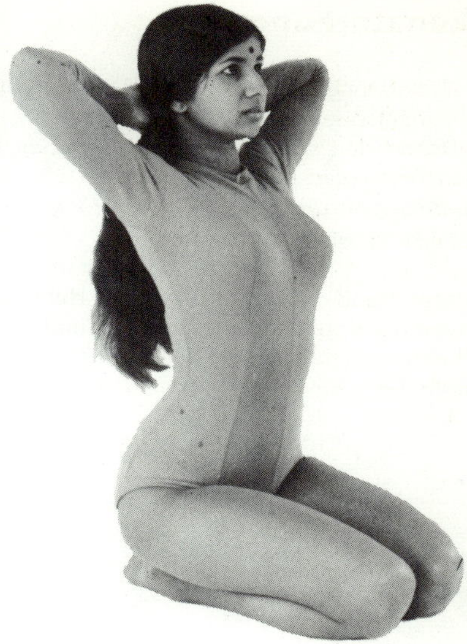

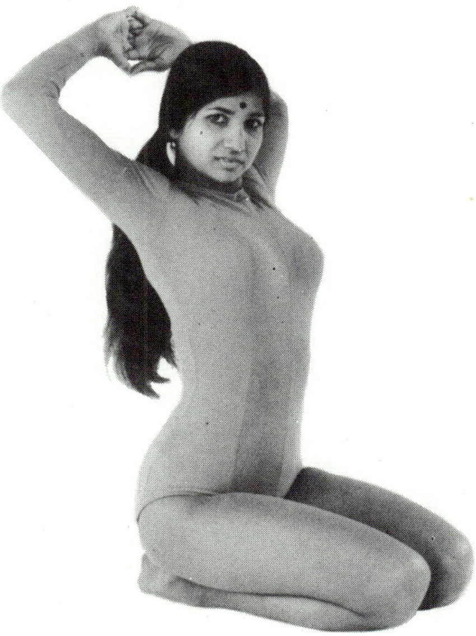

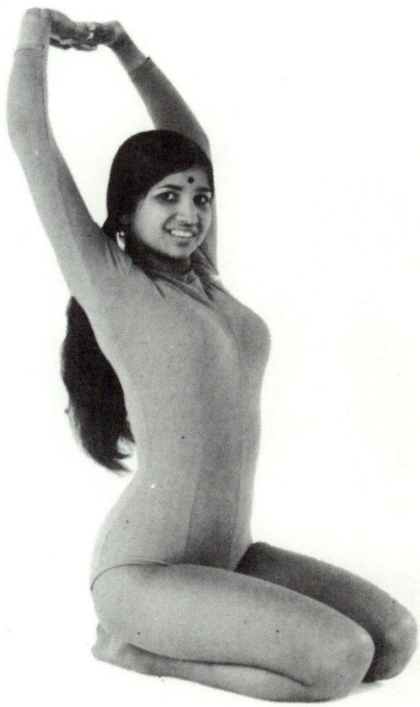

Rückenstärkung

1 Auf dem Bauch liegen, auf die Hände abstützen, die Beine nach oben abwinkeln.
2 Einatmend den Oberkörper langsam vom Boden abheben, Arme ganz durchgestreckt.
3 Ausatmen, zur Ausgangsposition zurückkehren. Dreimal wiederholen, entspannen.

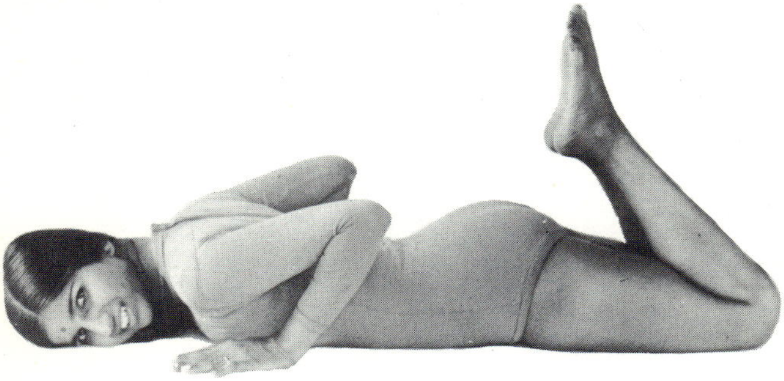

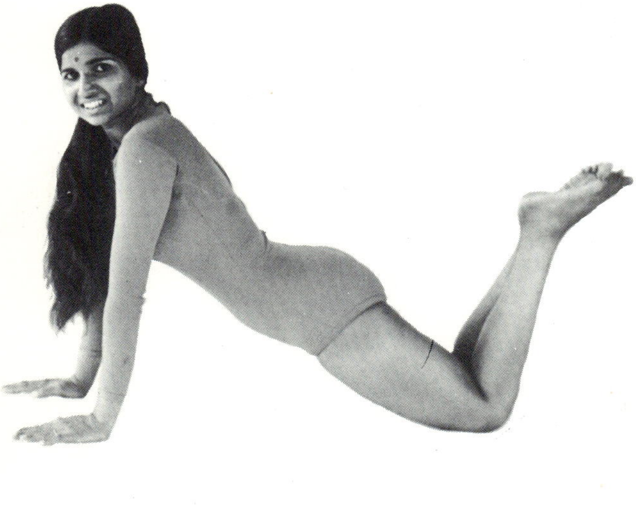

Körper seitwärts heben

Die Übung stärkt die Oberarme.
1 Mit aufgerichtetem Oberkörper auf der rechten Seite liegen, der Oberkörper ist auf die Hände abgestützt.
2 Einatmend rechte Hüfte und Beine vom Boden abheben, ohne die Füße zu bewegen. Und bitte: zwei Zentimeter hoch heben ist besser als gar nicht heben!
3 Linke Hand auf linke Hüfte, auf der rechten Hand balancieren.
4 Ausatmend zurück zur Ausgangsstellung.
Auf der Gegenseite wiederholen, entspannen.

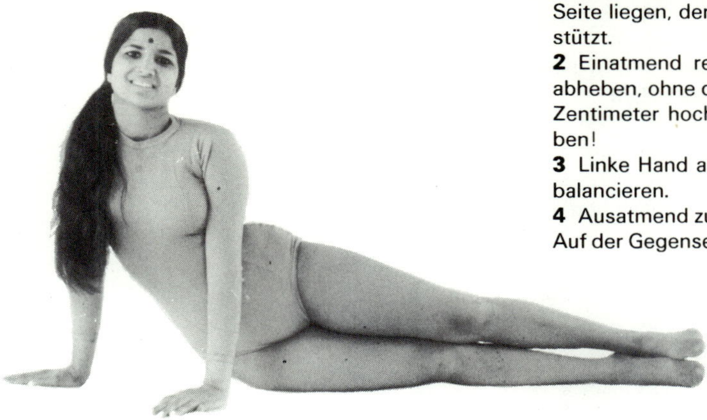

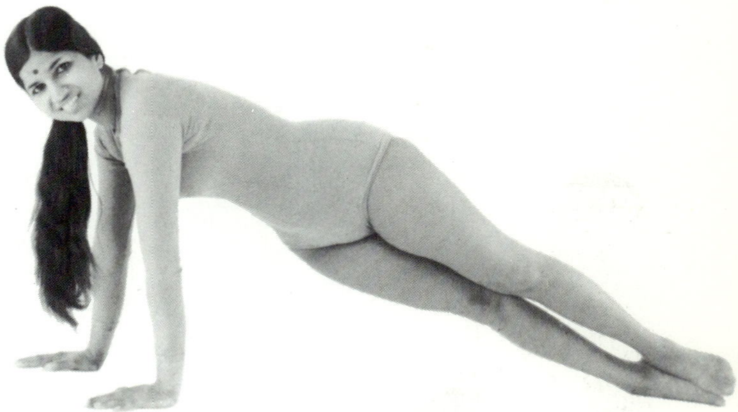

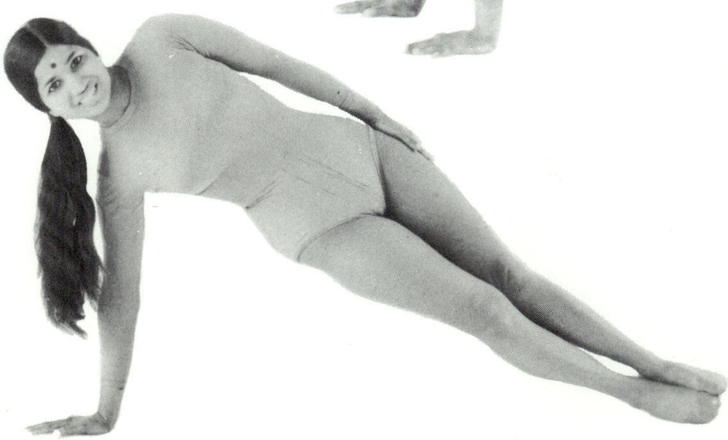

Bauch und Taille

Ein flacher Bauch sieht nicht nur besser aus – er ist auch ein Zeichen dafür, daß die inneren Organe ordentlich zusammengehalten werden. Um Übergewicht loszuwerden, sind Maßhalten im Essen, tägliche Bauchübungen und Ausdauer unerläßlich – es ist noch nie jemand dadurch schlank geworden, daß er Diätvorschriften und Übungsvorschläge las!
Ein altes indisches Sprichwort sagt: Am leichtesten kommt man zu etwas, indem man es verdient.
Und das gilt auch für eine schlanke Taille.

Pflug (Halasana)

1 Flach auf dem Boden liegen, Körper bis zu den Zehen durchgestreckt, Hände flach zu beiden Seiten des Körpers auf dem Boden; einatmen.
2 Ausatmend die Beine rechtwinklig zum Körper hochheben, in dieser Stellung bis drei zählen; einatmen.
3 Ausatmend die Hüften vom Boden abheben, Beine ganz hoch über den Kopf –
4 und hinunter, bis die Zehen den Boden berühren.
5 Einatmend in langsam fließender Bewegung über Positionen 3 und 2 wieder in die Ausgangsposition zurückkehren und entspannen.

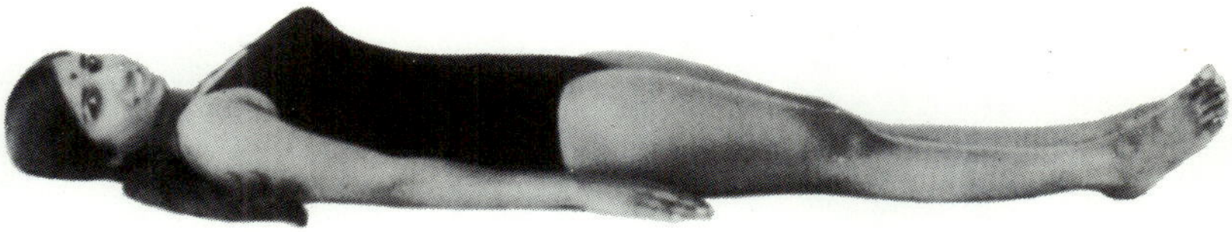

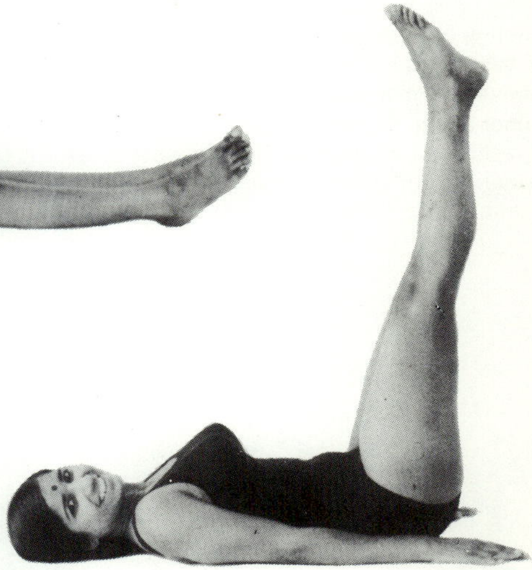

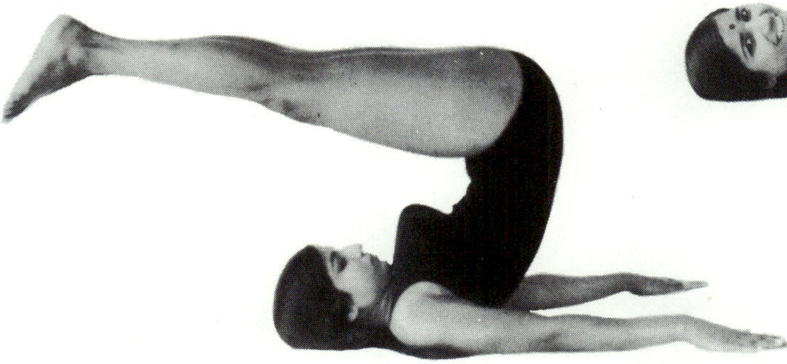

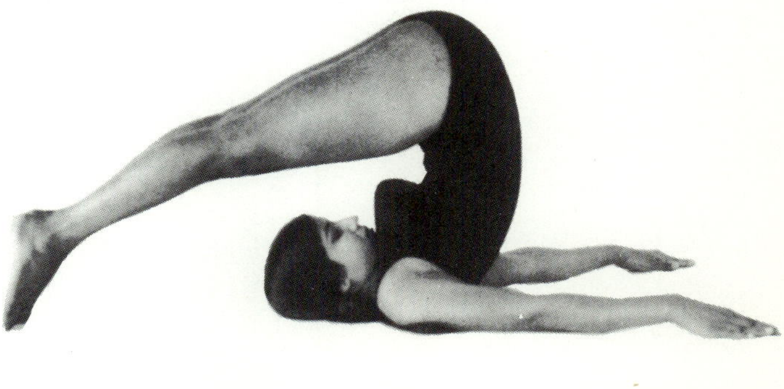

Beine kreuzen

Für Anfänger: Diese Übung immer wieder ausführen und danach trachten, mit den Beinen immer höher zu kommen.

1 Auf dem Boden sitzen, in halb zurückgeneigter Haltung auf die Ellbogen abgestützt. Die Beine vom Boden abheben und dabei den linken Fuß über den rechten kreuzen.

2 Beine höher heben und dabei den rechten Fuß über den linken kreuzen.

3 Wieder den linken Fuß über den rechten und dabei die Beine langsam noch höher heben, bis sie senkrecht sind.

4 Langsam in Position 1 zurückkehren, dabei wieder den rechten Fuß über den linken kreuzen usw.

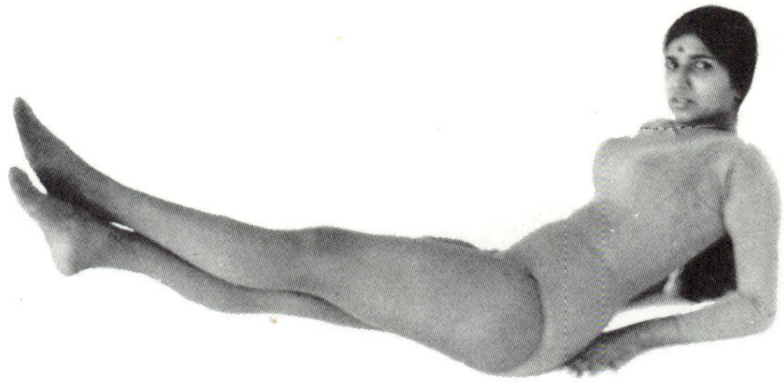

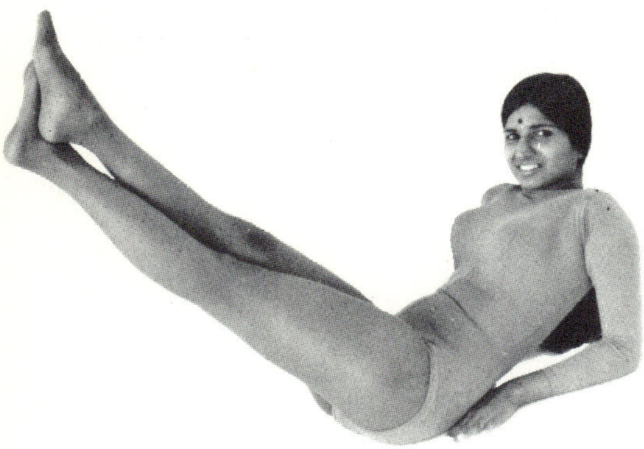

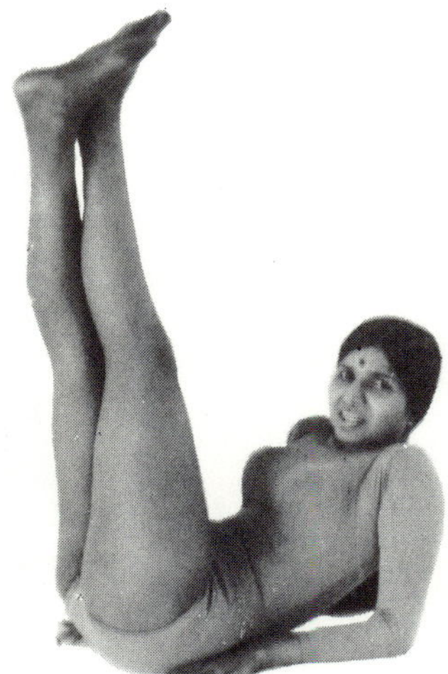

Zehen greifen

1 Mit geradem Rücken, Hände hoch ausgestreckt, auf dem Boden sitzen.
2 Einatmend langsam den Oberkörper zurück auf den Boden neigen.
3 Ausatmend den Oberkörper langsam wieder aufrichten – Arme immer über dem Kopf ausgestreckt, Beine und Fersen fest auf dem Boden.
4 Diese gestreckte Bewegung weiterführen und den Oberkörper nach vorn beugen, bis die Hände die Zehen greifen und der Kopf auf den Knien liegt.

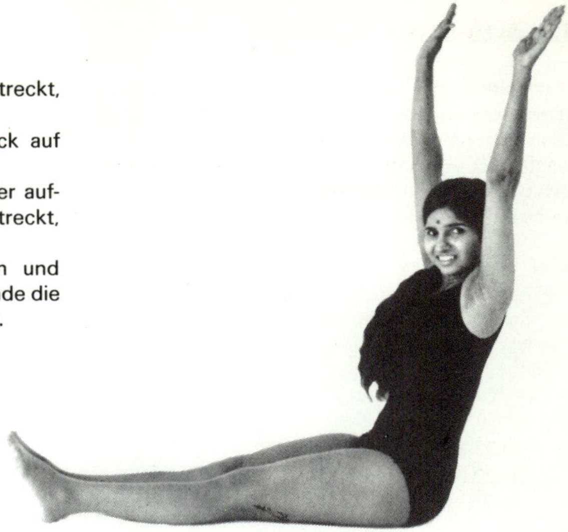

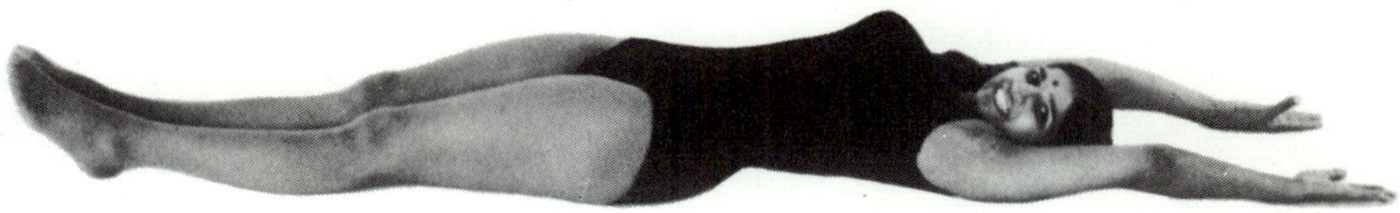

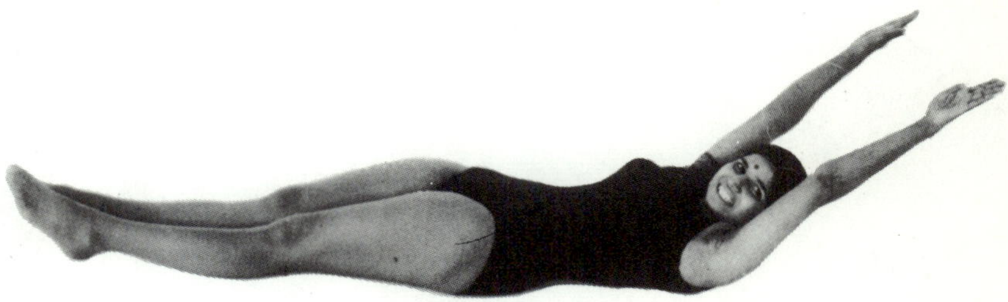

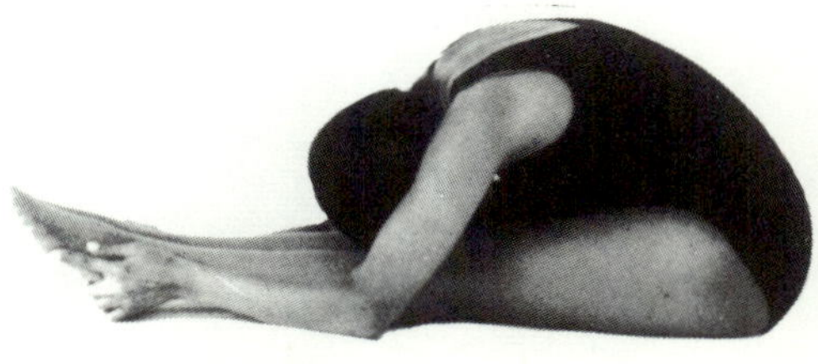

Seitwärts schwingen

Eine einfache, aber erfolgreiche Taillenübung.
1 Beine leicht gespreizt, Hände hoch über den Kopf ausgestreckt; tief einatmen.
2 Ausatmend aus der Taille heraus nach rechts beugen und einatmend wieder aufrichten.
3 Übung auf die Gegenseite wiederholen.

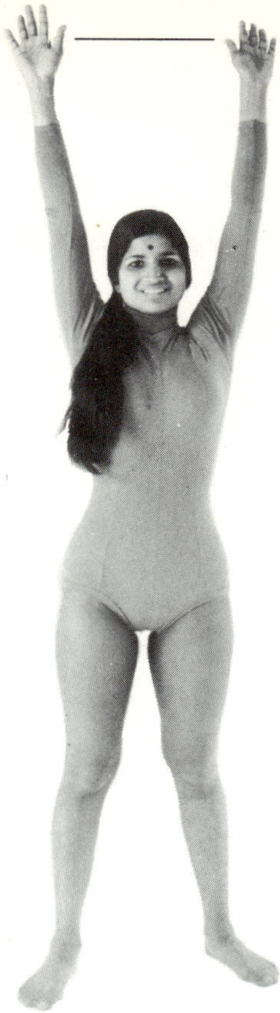

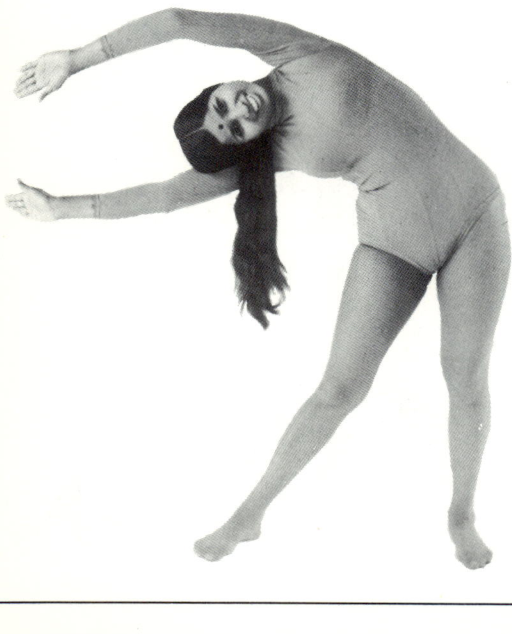

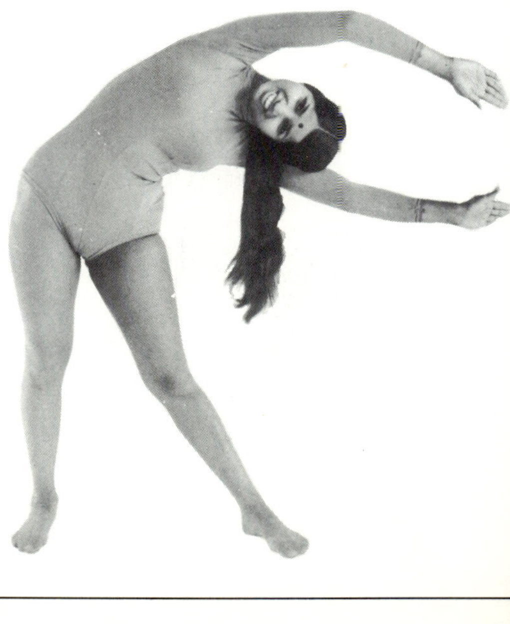

Drehübung (Trikonasana)

1 Mit durchgestrecktem Körper aufrecht stehen, Beine weit gespreizt, Arme in Schulterhöhe seitwärts ausgestreckt.
2 Ausatmend den Körper nach rechts abdrehen und beugen, bis der rechte Arm hoch ausgestreckt ist und die linke Hand auf dem Boden neben dem rechten Fuß liegt; Kopf nach oben mit Blick zur rechten Hand.
3 Einatmend in die Ausgangsposition zurückkehren und die Übung nach links wiederholen.
Die Knie müssen während der ganzen Übung durchgestreckt bleiben.

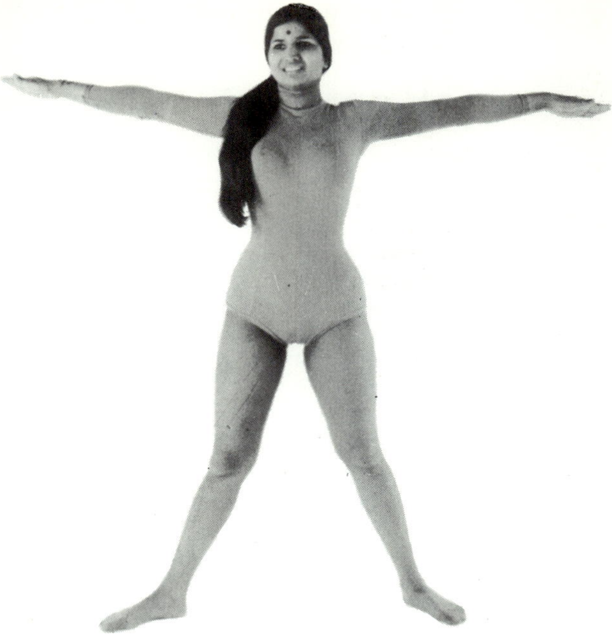

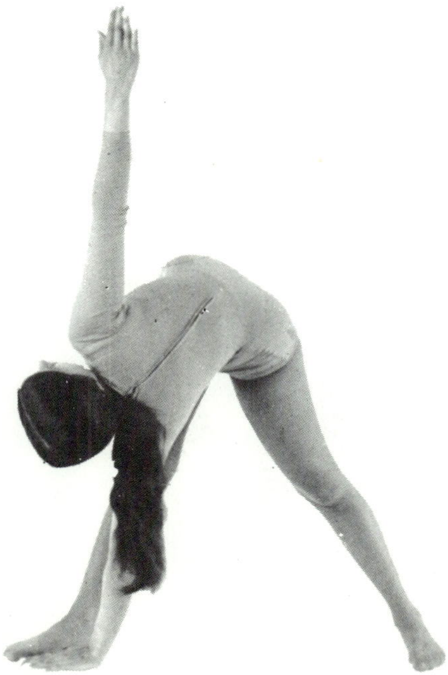

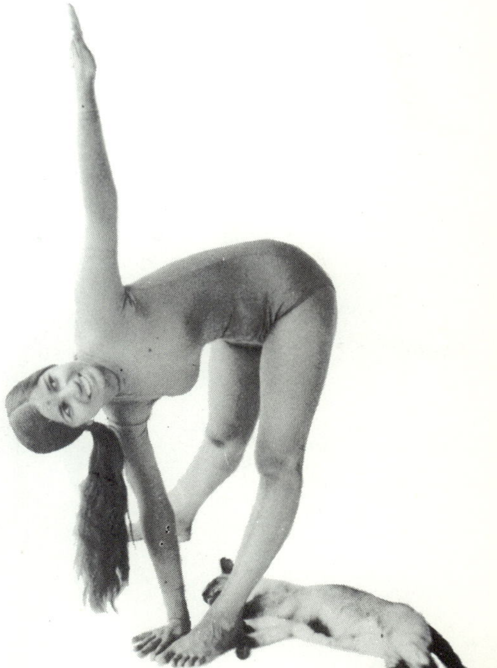

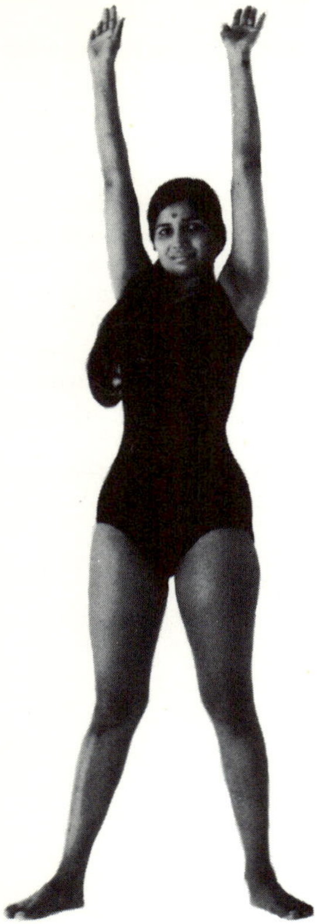

Zum Boden schwingen (Parsvottanasana)

1 Beine leicht spreizen, einatmend Hände hochstrecken.
2 Ausatmend den Körper rechts abdrehen und über die rechte Hüfte neigen...
3 ...tiefer und tiefer, bis die Hände flach auf dem Boden liegen, knapp vor dem rechten Fuß.
4 Mit den Händen zum linken Fuß gleiten.
5 Einatmend langsam von der linken Seite aus wieder aufrichten, ausatmen und die Arme senken.
Die Übung auf die linke Seite wiederholen.
Während der Übung sollten die Knie möglichst ganz durchgestreckt bleiben.

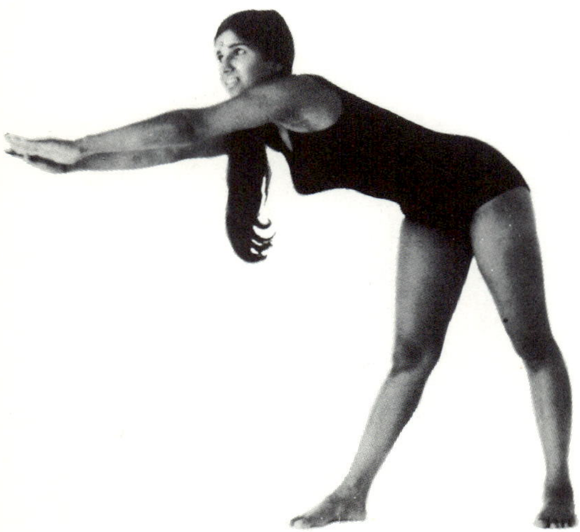

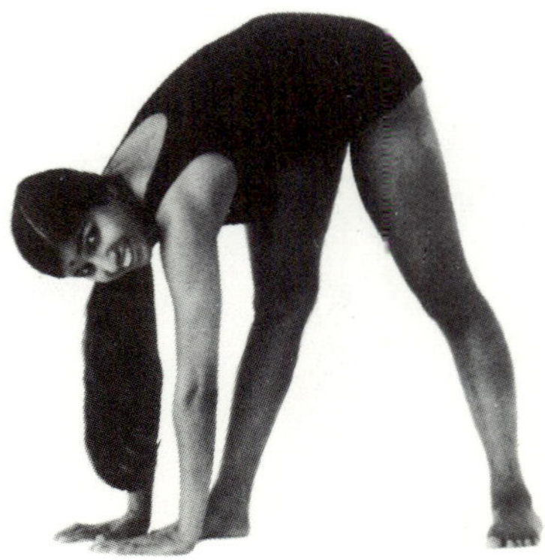

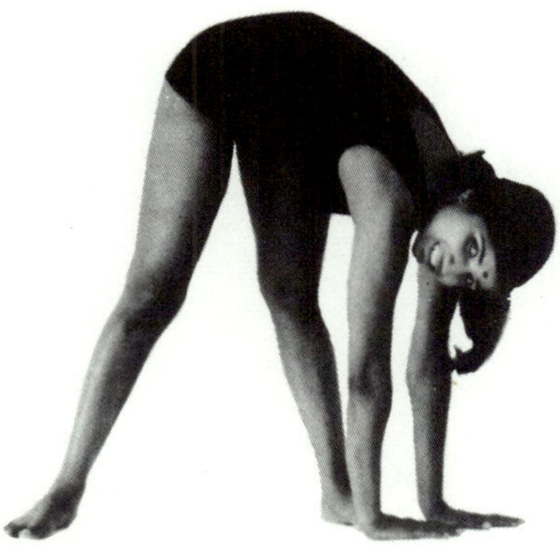

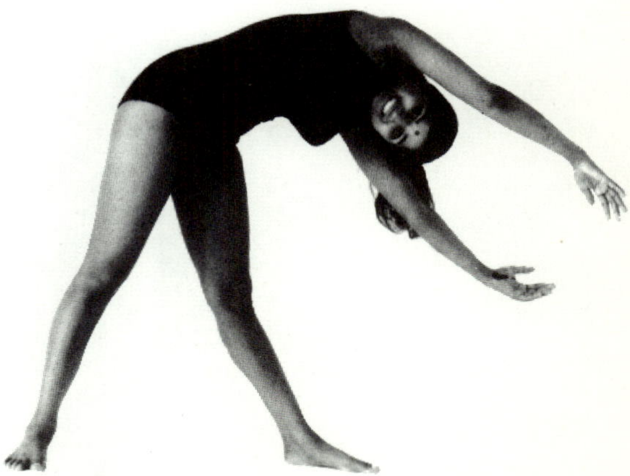

Hüften und Beine

Warum über zu dicke Hüften und unschöne Beine klagen? Yoga-Übungen können dagegen helfen. Yoga ist ja nicht «nur für Junge», Yoga heißt: jung bleiben.

Schlanke Hüften

Mit dieser Übung bringt man häßliche Wülste weg.

1 Auf dem Boden sitzen, Knie etwas angezogen; einatmend den Oberkörper leicht nach hinten neigen, auf die Unterarme abgestützt.

2 Ausatmend die Knie nach rechts senken, Ellbogen und Hände bleiben auf dem Boden; einatmend zurück.

3 Ausatmend auf die linke Seite rollen; einatmend wieder zurück.

Die Übung zweimal wiederholen. Entspannen.

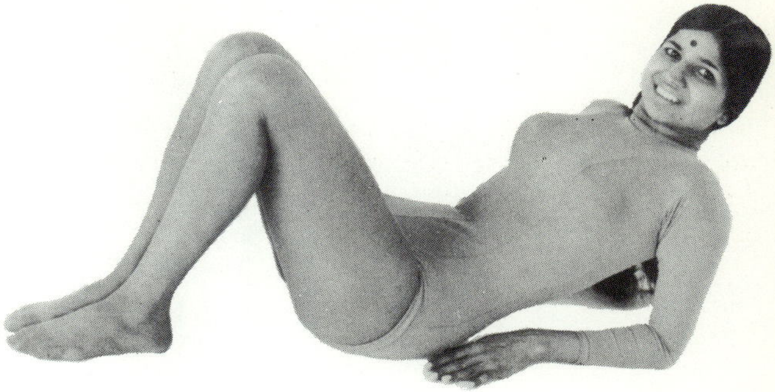

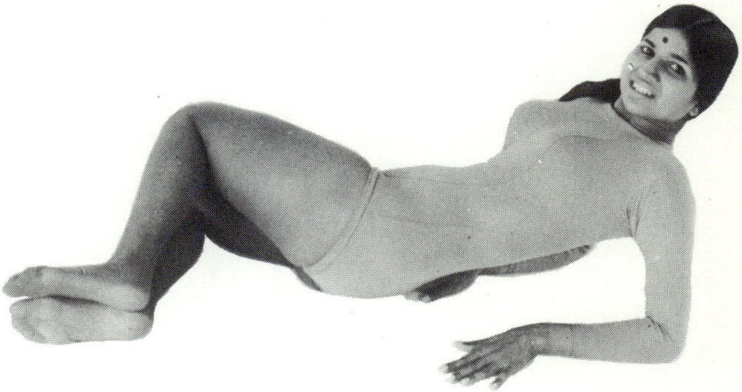

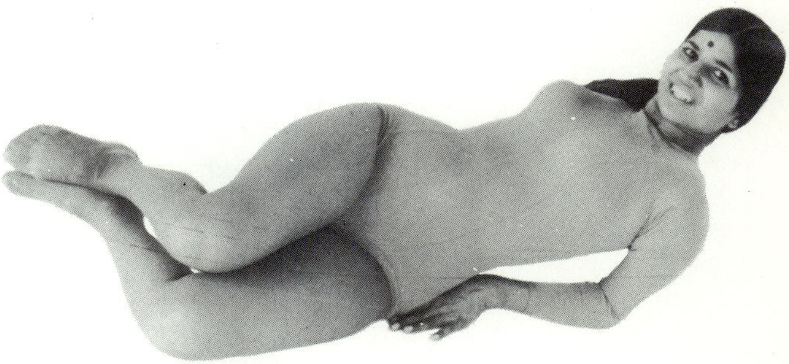

Elastizität

Auch für schwangere Frauen zu empfehlen.

1 Beine weit auseinander, linker Fuß nach vorn, Hände auf dem Kopf zusammengelegt; einatmen.

2 Ausatmend das linke Knie beugen und das Körpergewicht langsam auf das linke Bein verlegen; Rücken ganz durchgestreckt.

3 Einatmend langsam in Position 1 zurückkehren und die Übung auf die rechte Seite wiederholen.

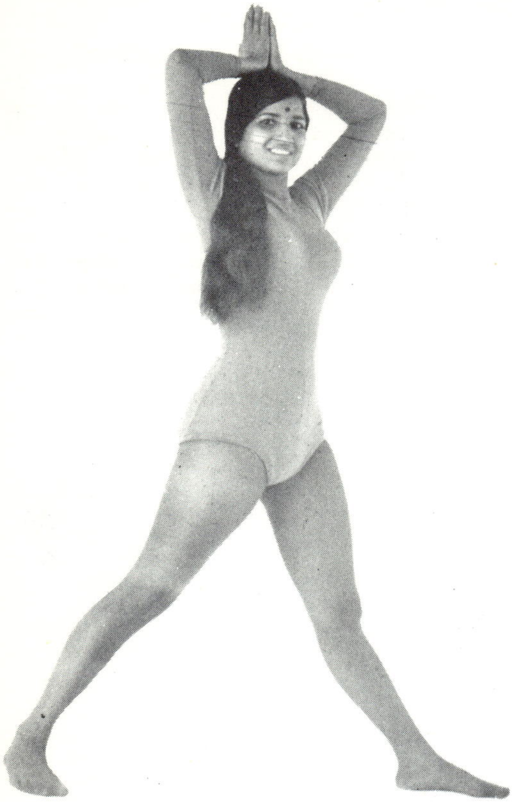

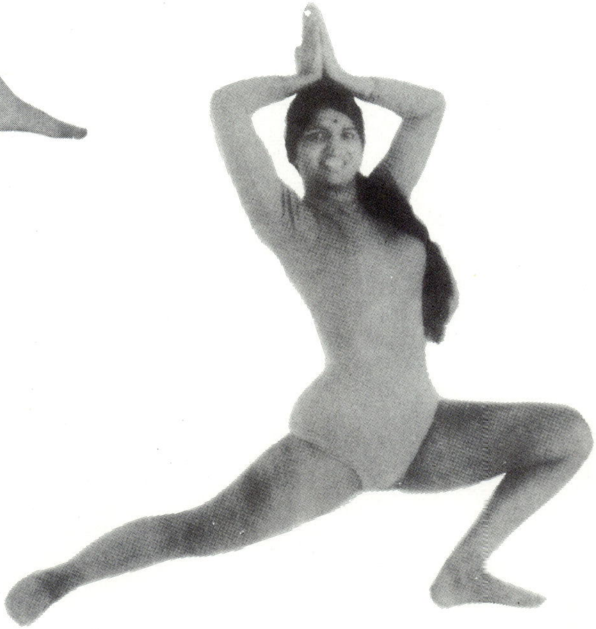

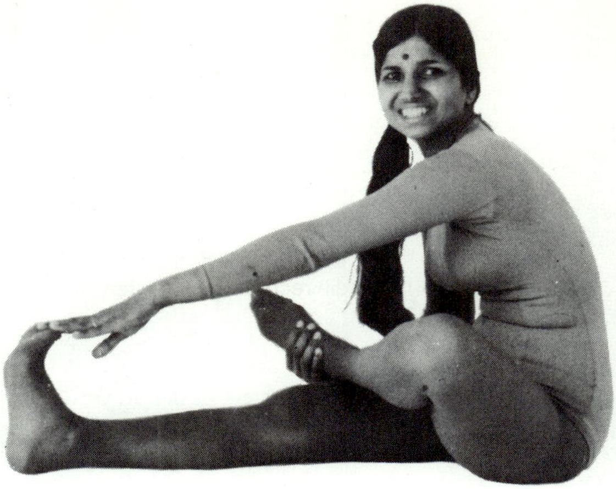

Bogenschütze (Akarna-Dhanurasana)

Schlanke Hüften, Konzentration und Entschlossenheit vermittelt diese Übung.

1 Mit ausgestreckten Beinen auf dem Boden sitzen; das linke Bein über den rechten Oberschenkel legen, den linken Fuß mit der rechten Hand halten, mit der linken Hand die Zehen des ausgestreckten rechten Fußes fassen; einatmen.

2 Ausatmend den linken Fuß bis zum rechten Ohr hinaufziehen.

3 Einatmend zurück in Position 1 und die Übung auf die Gegenseite wiederholen.

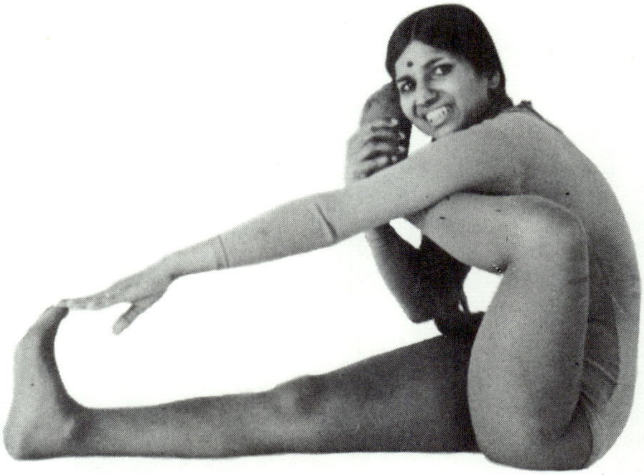

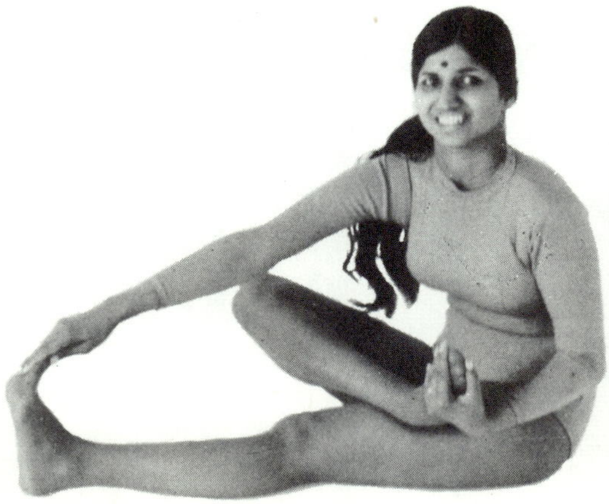

Wachsender Mond (Ardha Chandrasana)

Das ist eine ausgezeichnete Übung für den Fußbogen, die Fesseln, Waden und Oberschenkel. Sie baut auch Fettpölsterchen an Hüften und Taille ab.

1 Mit dem linken Bein auf dem Boden knien, rechtes Bein nach rechts ausgestreckt, Arme lose hängen lassen; einatmen.

2 Ausatmend die rechte Hand am rechten Bein bis zum Knöchel gleiten lassen und dabei den Oberkörper nach rechts neigen, die linke Hand schwingt über den Kopf.

3 Den Oberkörper seitlich so tief neigen, daß die rechte Hand auf den rechten Fuß gleitet und die linke Hand die rechte berührt.

Auf die Gegenseite wiederholen.

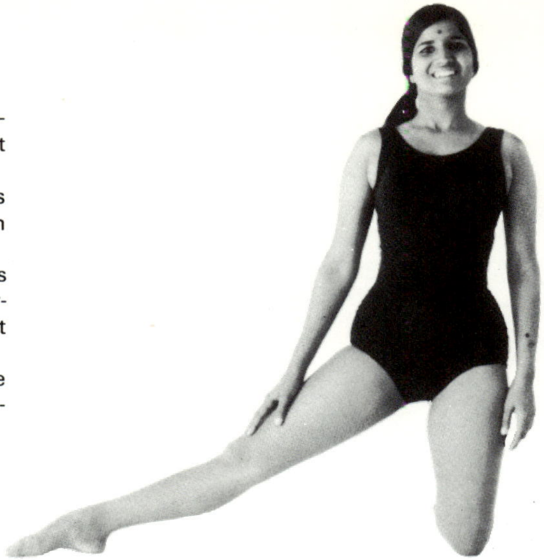

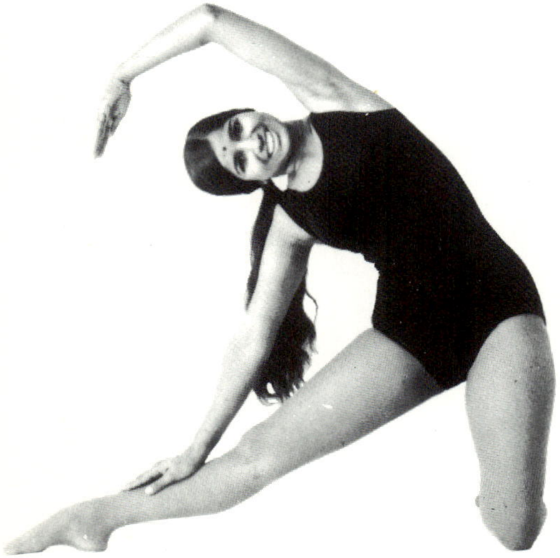

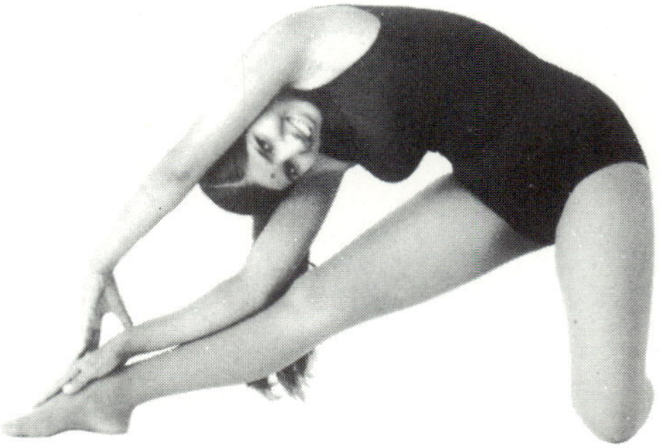

Hüftroller (Gesäßmassage)

1 Auf der linken Seite liegen und einatmend den Oberkörper vom Boden abheben, auf den linken Unterarm abgestützt.

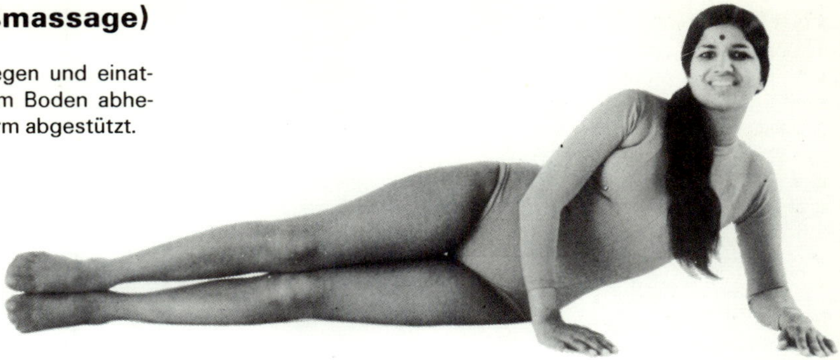

2 Ausatmend das rechte Bein hochheben und über den linken Oberschenkel legen, so nah wie möglich zum rechten Ellbogen; die Fußspitze berührt den Boden.

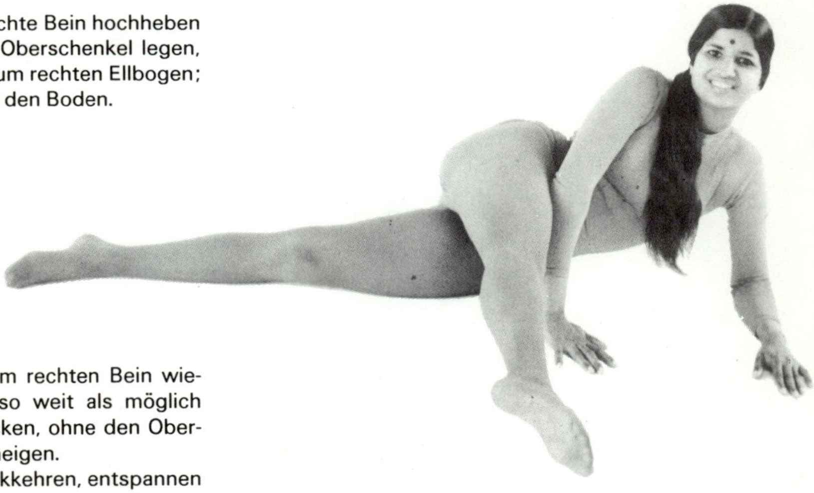

3 Einatmend mit dem rechten Bein wieder zurück und es so weit als möglich nach hinten ausstrecken, ohne den Oberkörper nach vorn zu neigen.
4 In Position 1 zurückkehren, entspannen und die Übung auf die Gegenseite wiederholen.
Immer darauf achten, daß die Knie durchgestreckt bleiben!

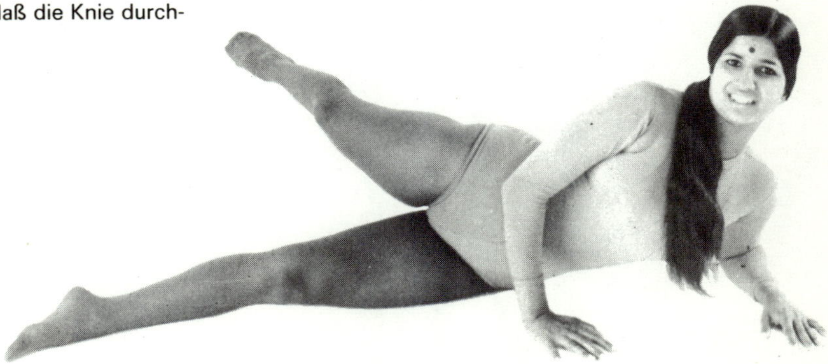

Hüftzauber

Eine etwas schwierige Übung – aber sie wirkt Wunder für die Hüften.

1 Zwischen den Fersen sitzen, Hände auf den Hüften.

2 Einatmend den Körper leicht heben, verschieben und auf die rechte Ferse sitzen.

3 Ausatmend das linke Knie heben und den Fuß nach vorn schieben, bis er in gleicher Linie mit dem rechten Knie flach auf dem Boden steht.

4 Zwischen die Fersen sitzen.

5 Schritt für Schritt in Position 1 zurückkehren und mit dem anderen Bein wiederholen.

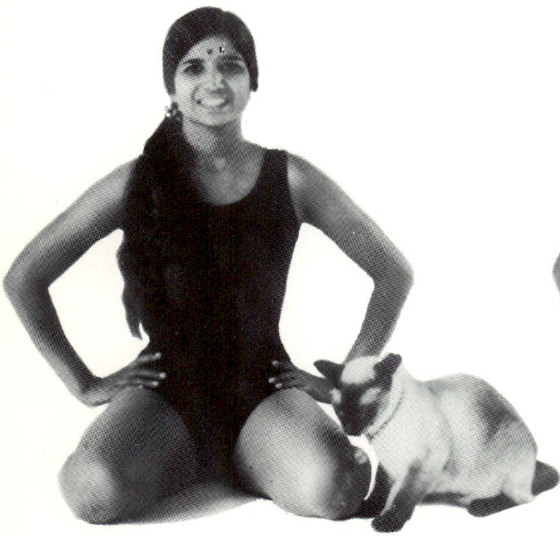

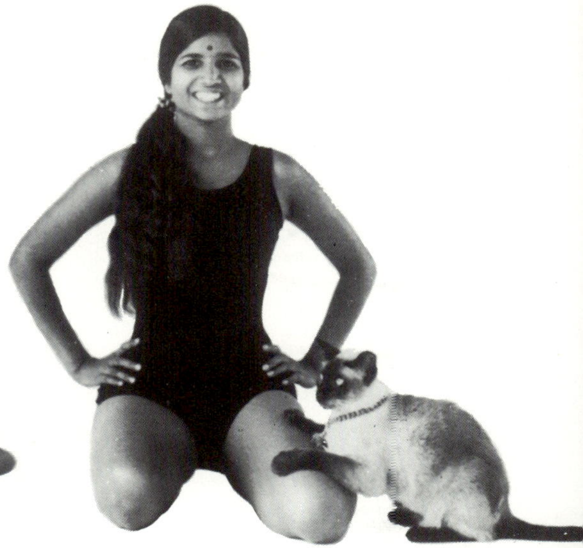

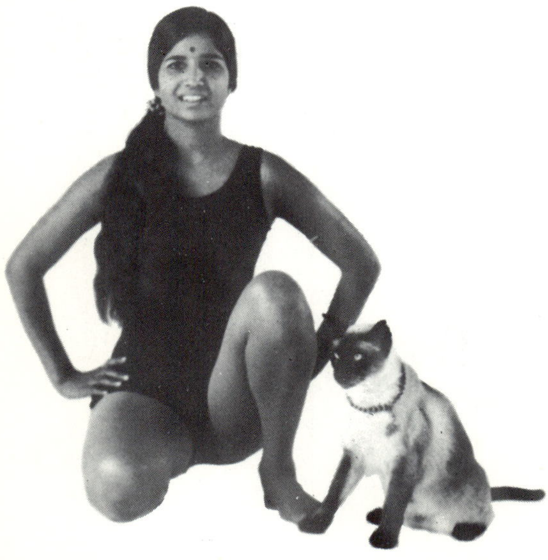

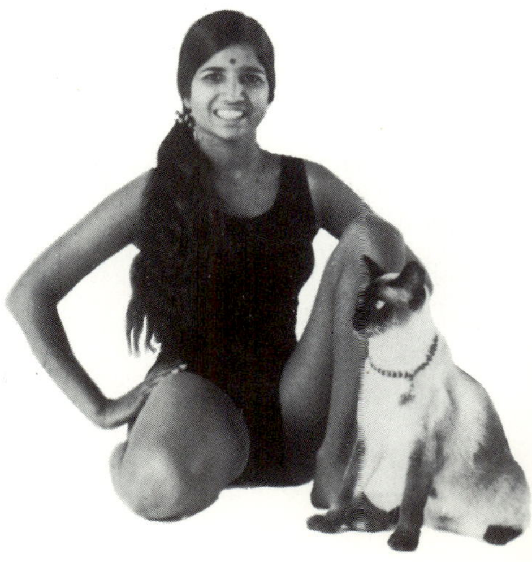

Kreuzschwingen

Durch diese Übung wird der Umfang von Taille, Hüften und Oberschenkeln reduziert.

1 Auf den Fersen sitzen, Beine geschlossen, Hände auf den Oberschenkeln ineinander verschränkt.

2 Einatmend den Körper auf den Knien aufrichten und die Arme mit verschränkten Händen hoch über den Kopf ausstrecken.

3 Ausatmend auf die rechte Seite sitzen; einatmend wieder in Position 2 gehen.

4 Ausatmend auf die linke Seite überwechseln; einatmend in Position 2 zurück.

5 Ausatmend in die Ausgangsstellung zurückkehren und entspannen.

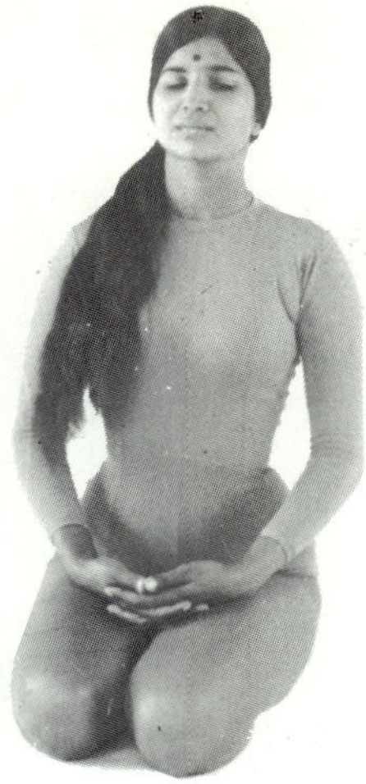

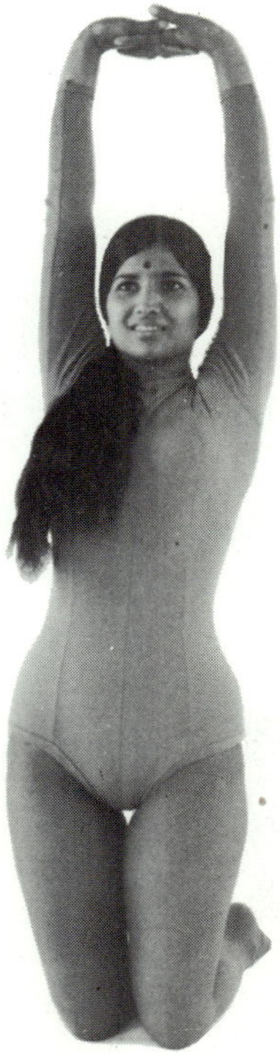

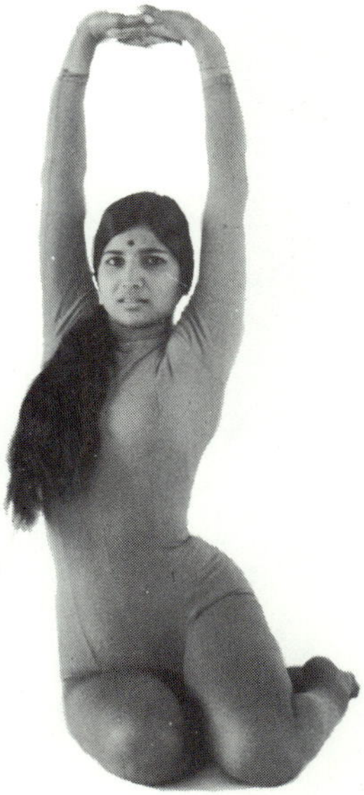

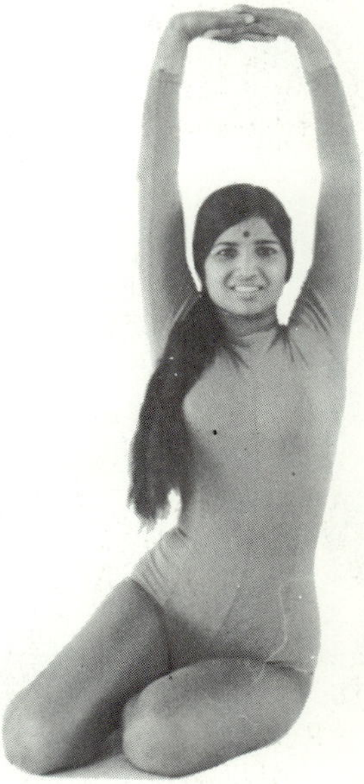

Oberschenkel straffen

1 Auf die Zehenspitzen stehen, rechtes Bein vor dem linken, Hände an der Taille; einatmen.
2 Ausatmend langsam mit geradem Rücken in die Knie gehen –
3 bis das linke Knie auf dem Boden neben der rechten Ferse liegt.
4 Einatmend langsam in die Ausgangsstellung zurück und die Übung mit dem linken Bein wiederholen.

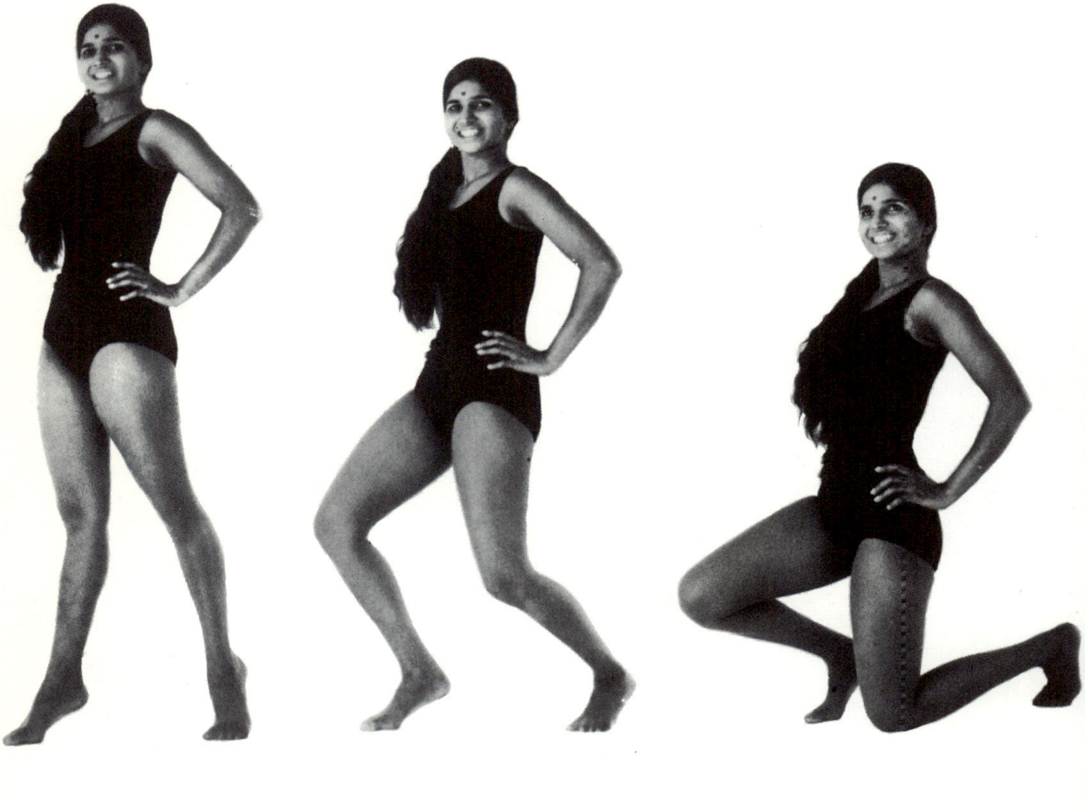

Streckübung

1 Mit angewinkelten Knien auf dem Boden sitzen, Körper gerade, auf die Hände abgestützt.
2 Einatmend den Körper langsam heben, auf die Zehen gehen, strecken, bis man auf den Fersen sitzt.
3 Den Körper noch mehr heben, ohne die Hände zu bewegen, bis die Knie den Boden berühren, den Kopf nach hinten fallen lassen.
4 Ausatmend den Kopf wieder heben und langsam in die Ausgangsstellung zurückgehen. Entspannen.

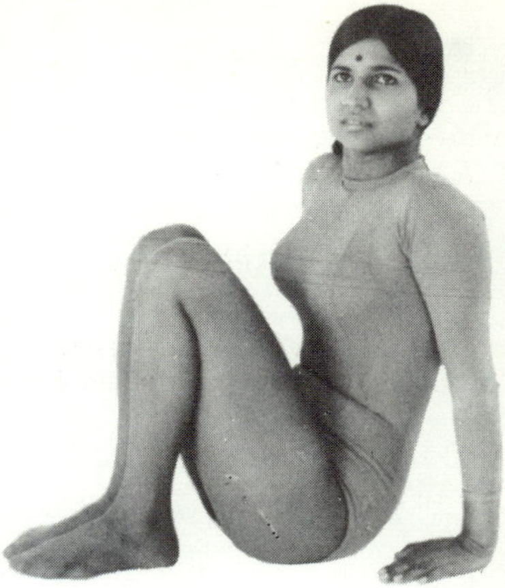

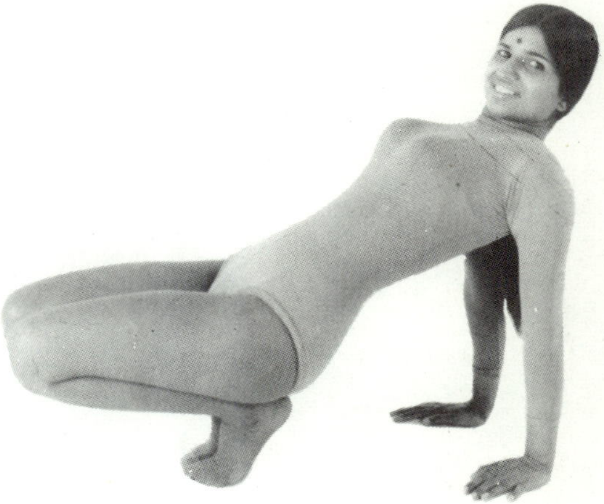

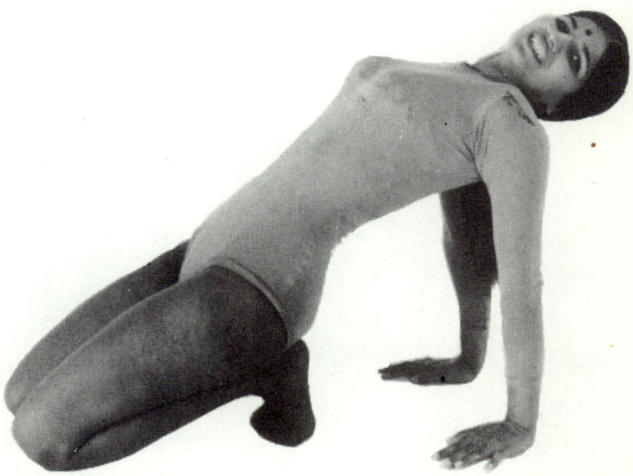

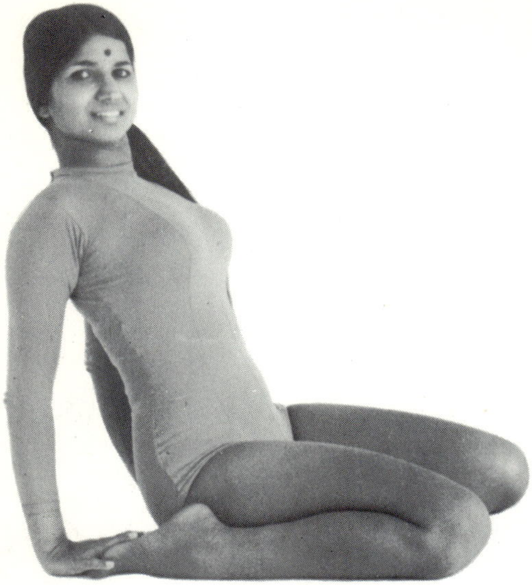

Einfache Fischstellung (Suptavajrasana)

1 Zwischen den Fersen sitzen, Hände auf den Fußsohlen.
2 Einatmend langsam und vorsichtig die Ellbogen anwinkeln und den Körper langsam nach hinten bis auf den Boden gleiten lassen. Die Knie sollten dabei auf dem Boden bleiben, die Hände sich nicht bewegen.
3 Atem anhaltend langsam den Brustkorb und die Schultern vom Boden abheben, die Hände vor der Brust zusammenlegen.
4 Ausatmend langsam in die Ausgangsstellung zurückkehren.

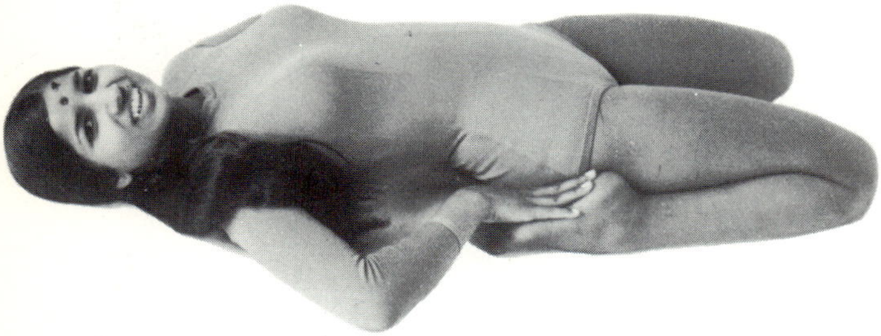

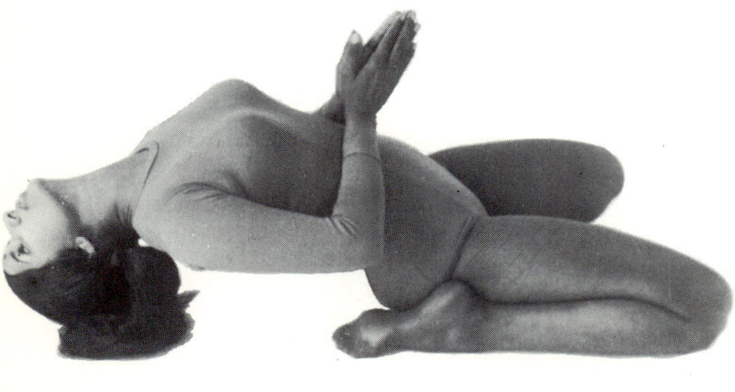

Beine formen

1 Aufrecht stehen, Hände auf den Hüften; das Körpergewicht auf das rechte Bein verlagern und das linke Bein vor dem rechten nach rechts schwingen –
2 und dann zurück auf die linke Seite.
Die Übung mit dem rechten Bein wiederholen.
3 Aus der Spreizstellung die Knie gegeneinander stoßen. Drei- bis fünfmal wiederholen.

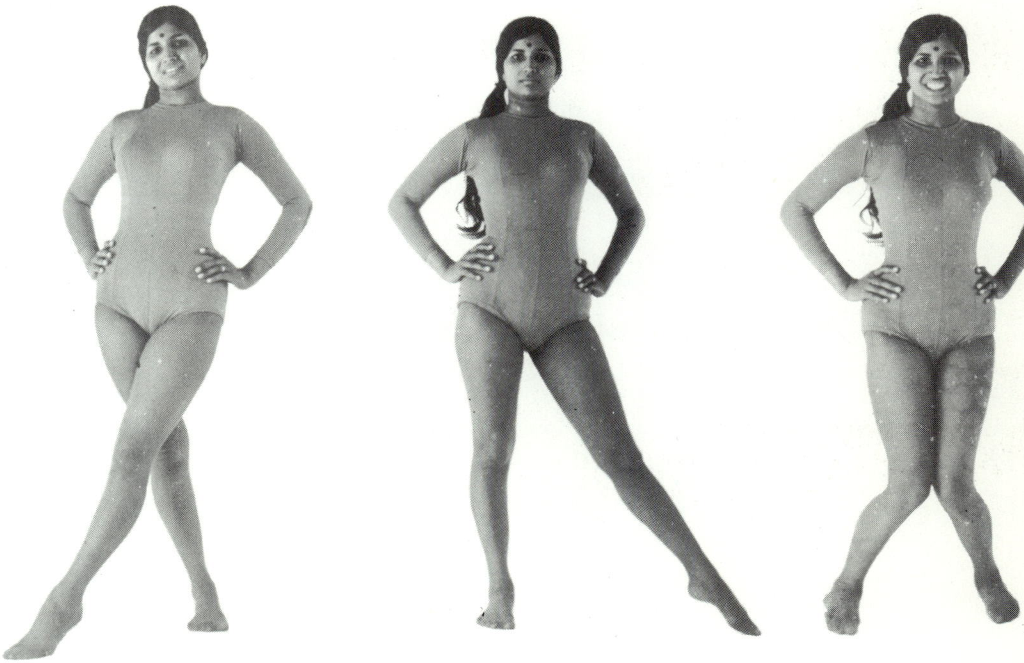

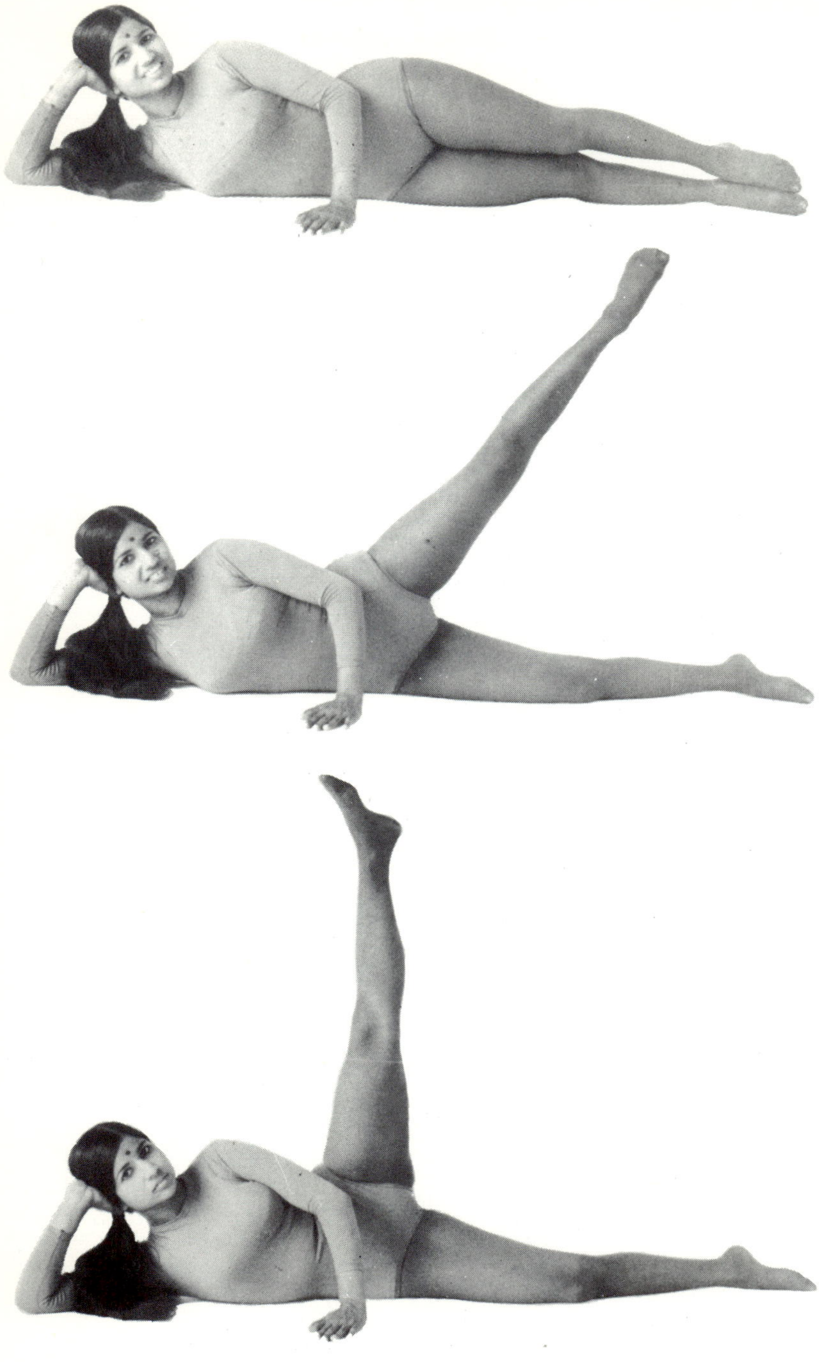

Beine seitwärts heben (Anantasana)

1 Auf die rechte Seite liegen, den Kopf in die rechte Hand gestützt (Ellbogen abgewinkelt), die linke Hand flach vor dem Körper auf dem Boden; einatmen.
2 Ausatmend langsam das linke Bein hochstrecken,
3 so hoch wie möglich, ohne den Körper rückwärts zu neigen.
4 Mit der linken Hand die linke Wade fassen –
5 und mit der Hand dem Bein entlanggleiten bis zur großen Zehe.
6 Langsam in die Ausgangsstellung zurückkehren und die Übung auf die linke Seite wiederholen.

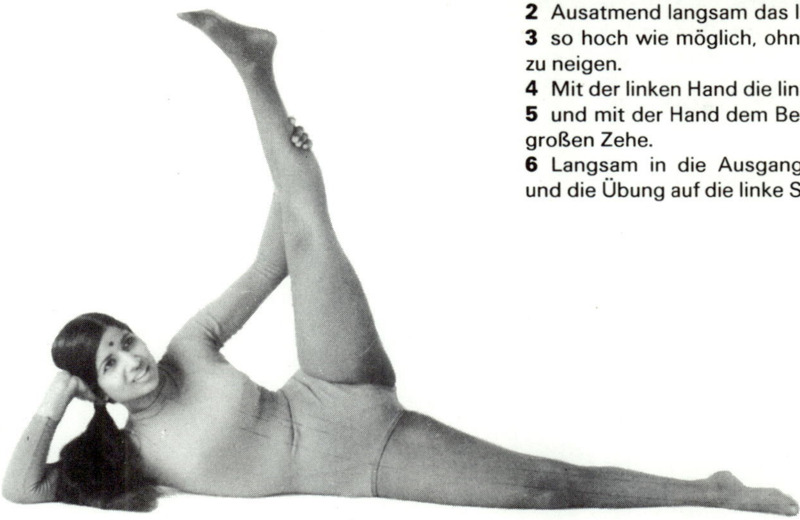

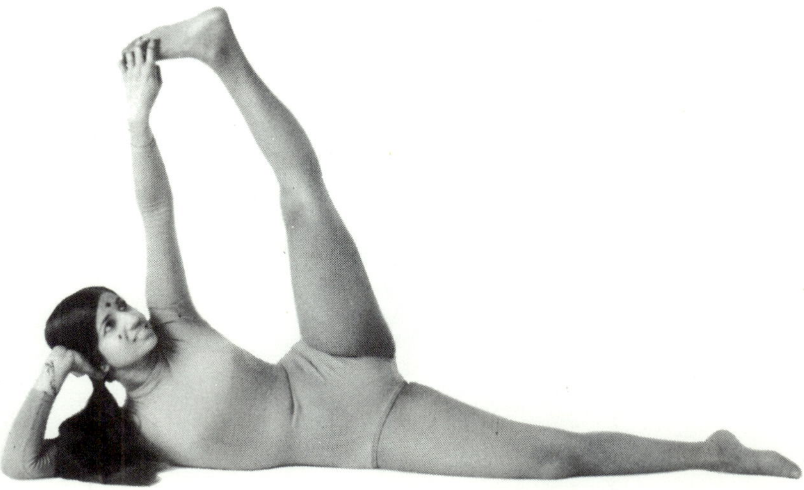

Winkelübung

1 In der Spreizstellung den Körper ganz durchstrekken, die Arme in Schulterhöhe seitlich ausgestreckt.
2 Ausatmend das rechte Knie beugen und den Oberkörper nach rechts neigen, ganz tief, bis die rechte Hand auf dem Boden aufliegt; der linke Arm bleibt hoch ausgestreckt. Den Kopf nach links abdrehen und den Blick zur linken Hand hinaufrichten.
3 Einatmend in die Ausgangsstellung zurückkehren und die Übung auf die linke Seite wiederholen.

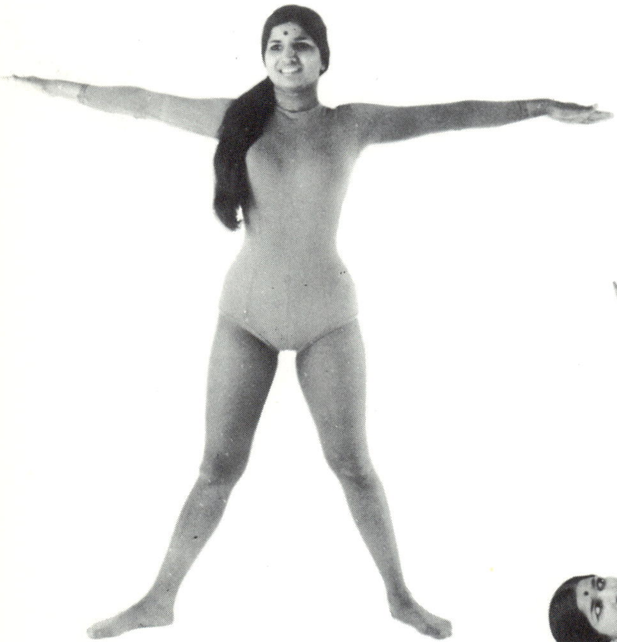

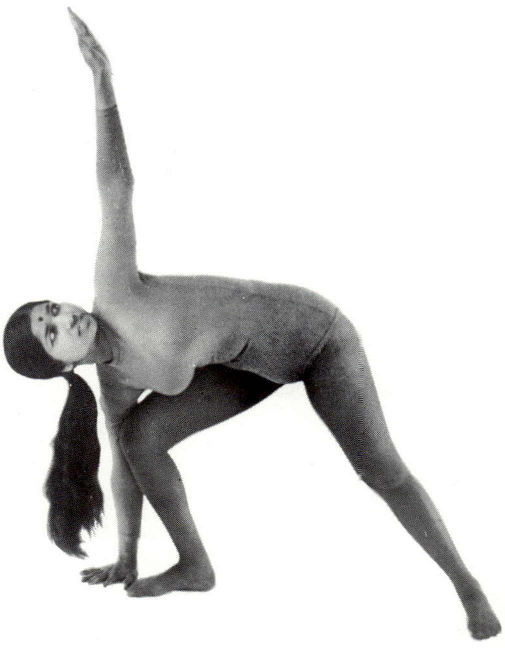

Beine strecken

Verschafft einen jugendlich elastischen Gang.

1 Auf dem Boden sitzen, die linke Hand liegt auf dem gestreckten linken Knie, die rechte faßt den rechten Fuß; einatmen.

2 Das rechte Bein ganz durchstrecken.

3 Dann den Fuß mit beiden Händen hoch und höher ziehen.

4 Ausatmend zurück in die Ausgangsstellung und die Übung mit dem linken Bein wiederholen.

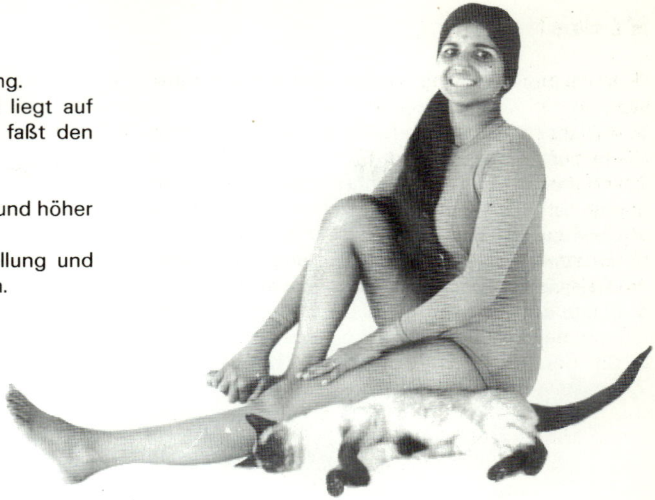

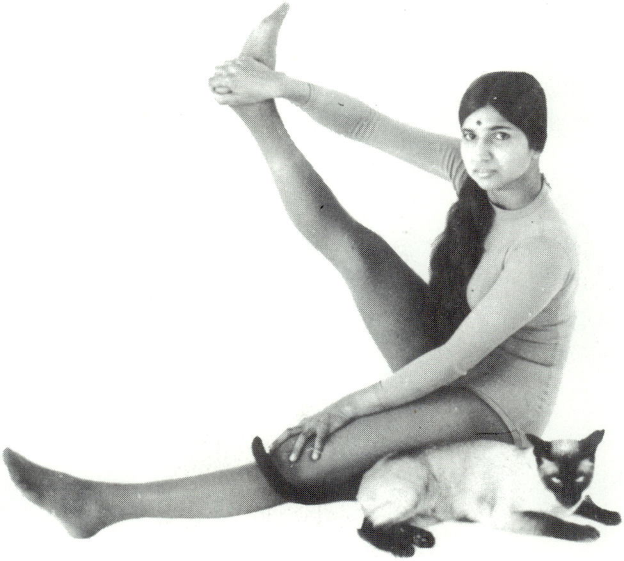

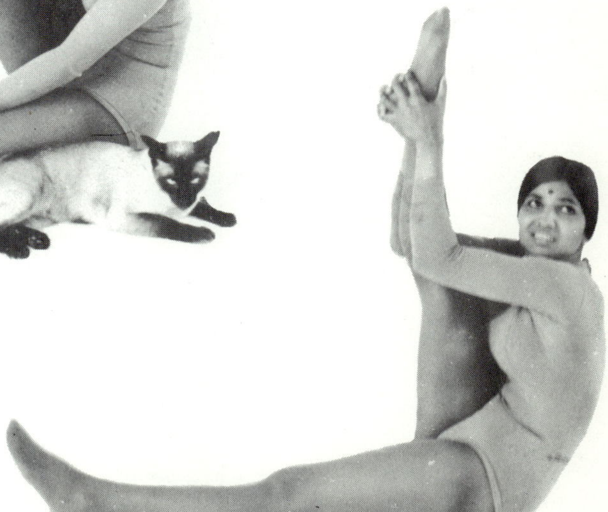

Hocke

Diese Übung festigt die Waden und stärkt die Fußknöchel.

1 Auf die Zehen stehen, Beine leicht gespreizt, Hände auf den Hüften; einatmen.

2 Ausatmend in die Knie gehen, den Rücken ganz gerade halten.

3 Ohne die Fersen auf den Boden zu senken, noch tiefer in die Kniebeuge bis zum Fersensitz.

4 Die Hände auf dem Kopf zusammenlegen.

5 Einatmend, noch immer auf den Zehenspitzen und mit geradem Rücken, langsam hochgehen.

6 Den Körper ganz durchstrecken.

7 Ausatmend die Füße senken und entspannen.

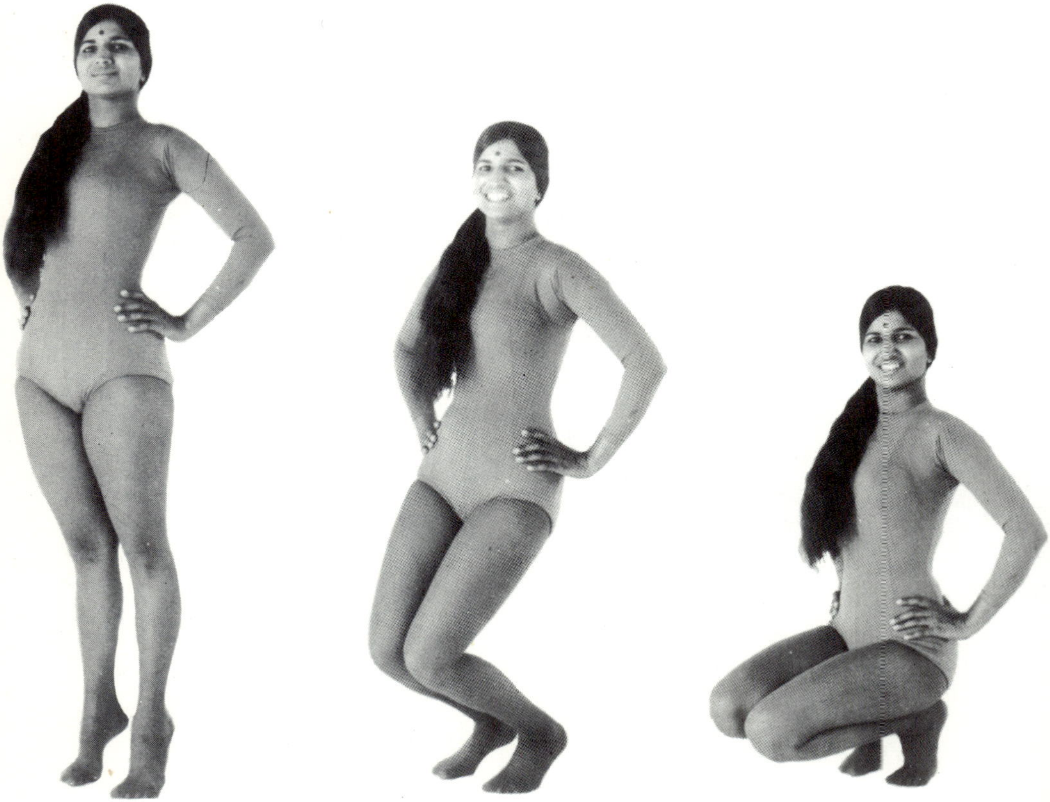

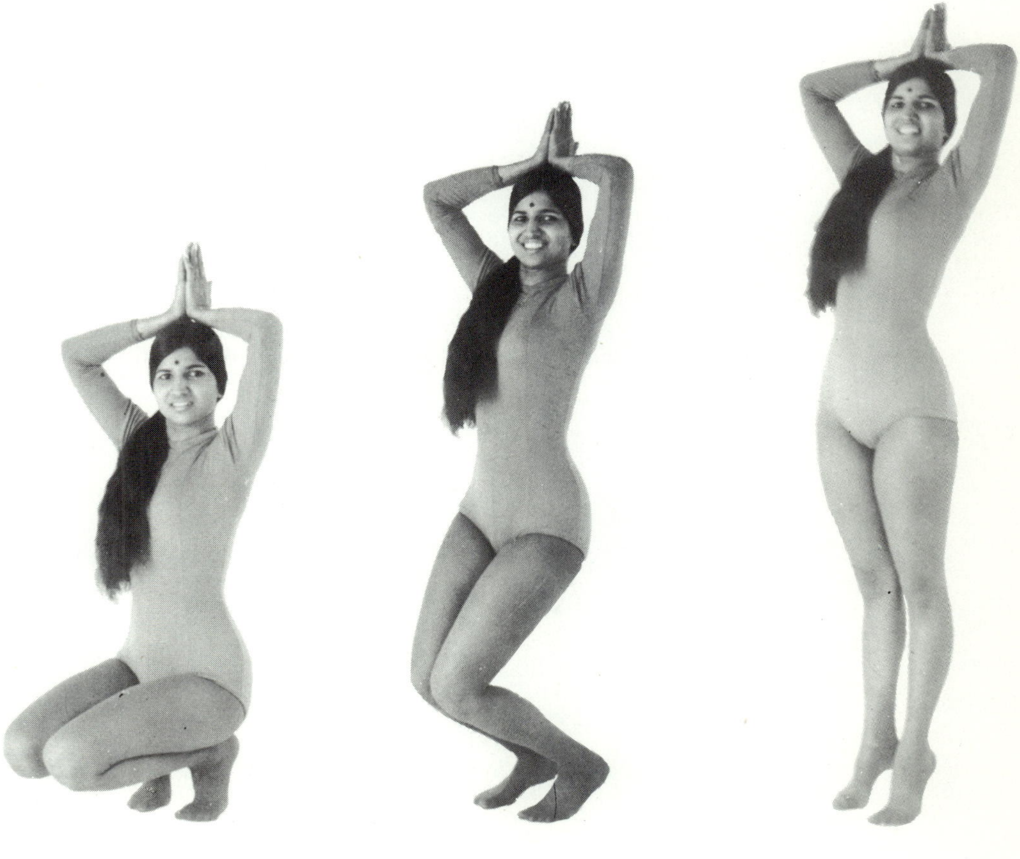

Gesäß
Unterleib
Rücken

Yoga verleiht nicht nur jugendliches Aussehen und bessere Figur, es hilft auch eine positivere Lebenseinstellung finden.

Gesäß, Hüften und Oberschenkel festigen

Die Gesäßmuskeln neigen mangels Bewegung zur Schlaffheit. Die beiden folgenden Übungen straffen sie.

1 Knien, den Körper auf die durchgestreckten Arme abgestützt.

2 Einatmend das linke Bein nach hinten ausstrecken.

3 Ausatmend das linke Bein nach vorn knapp über dem Boden zwischen die Hände ziehen –

4 und einatmend wieder nach hinten in Position 2 ausstrecken.

5 Ausatmend in die Ausgangsstellung zurückkehren und die Übung mit dem rechten Bein wiederholen.

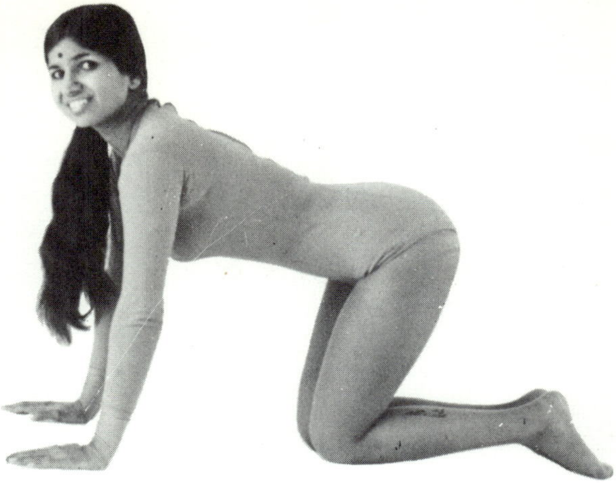

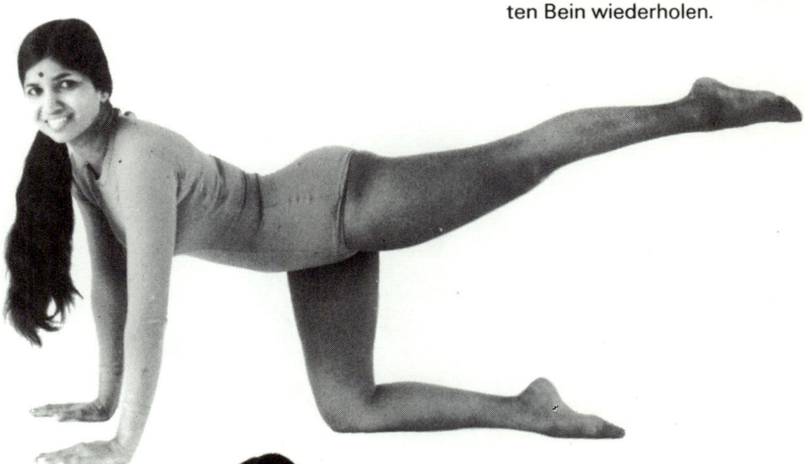

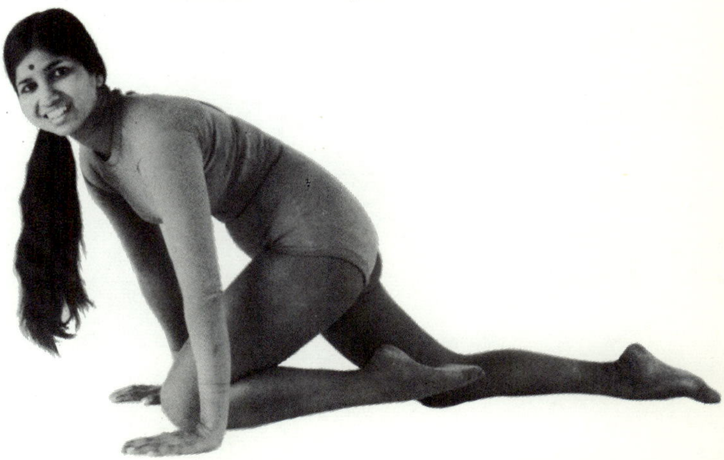

Seiten-Streckübung

Strafft Gesäß und Oberschenkel, massiert die Kreuzgegend.

1 Auf der linken Ferse sitzen, Rücken gerade, Hände auf den Knien.

2 Einatmend beide Hände auf den linken Oberschenkel legen, das rechte Bein nach hinten ausstrecken, den Rücken aufrecht halten, den Kopf nach hinten fallen lassen.

3 Ausatmend den Körper nach rechts drehen, die rechte Hand auf die rechte Fessel legen.

4 Einatmend in die Ausgangsstellung zurückkehren und die Übung auf die Gegenseite wiederholen.

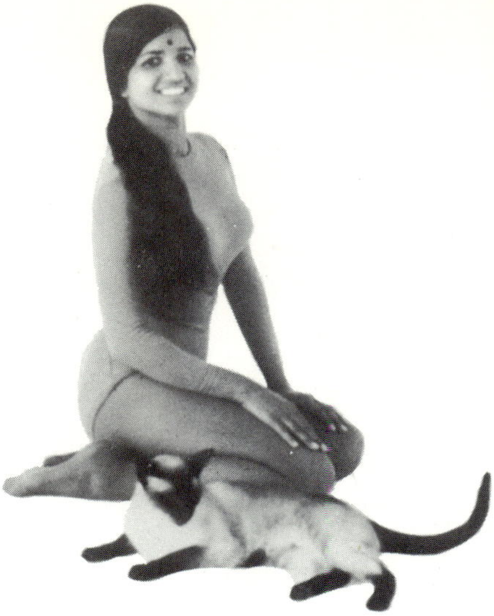

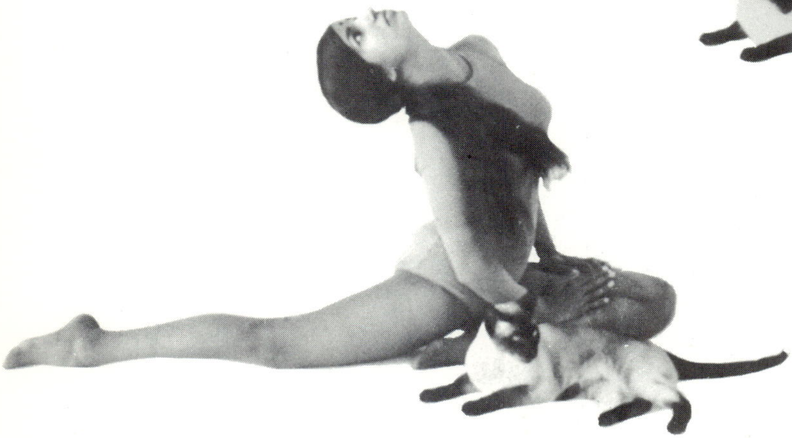

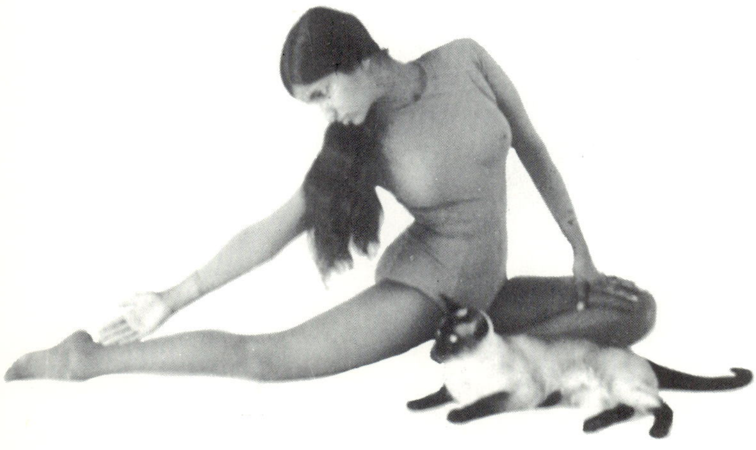

Das Rad (Chakrasana)

Ein gesundes, elastisches Rückgrat bedeutet auch ein gesundes Nervensystem. Durch das «Rad» werden alle Rückenwirbel sanft massiert. Das beruhigt die Nerven und hilft Depressionen überwinden.

1 Auf dem Rücken liegen, Knie angezogen, Hände an der Taille mit dem Daumen nach vorn und den übrigen Fingern gegen den Rücken.

2 Einatmend langsam den Körper heben und das Gesäß ganz hochstoßen.

3 Ausatmend langsam in die Ausgangsstellung zurück; entspannen.

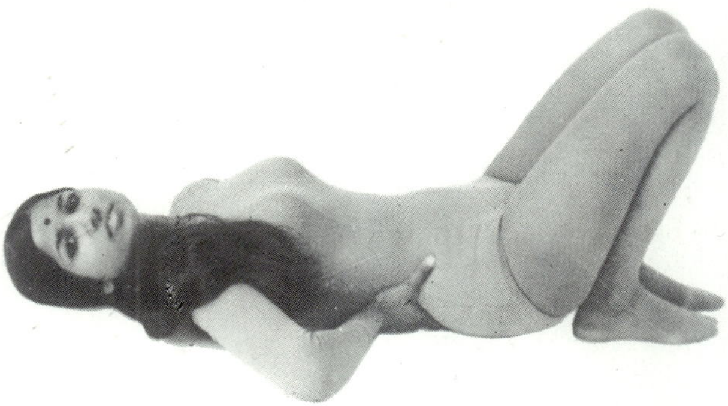

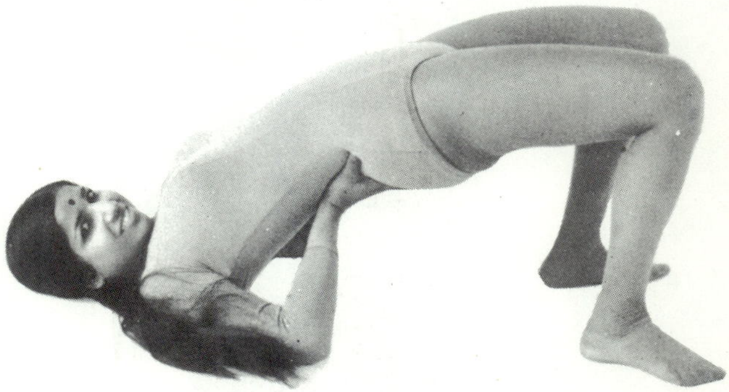

Beine kreuzen

Diese Übung verstärkt die Blutzufuhr zu den Fortpflanzungsorganen.

1 Auf dem Bauch liegen, Kopf mit den Händen stützen.

2 Einatmend das linke Bein hochheben und über das auf dem Boden ausgestreckt liegende rechte Bein kreuzen, den Boden mit der Zehe berühren.

3 Ausatmend in die Ausgangsstellung zurückkehren und die Übung mit dem rechten Bein wiederholen.

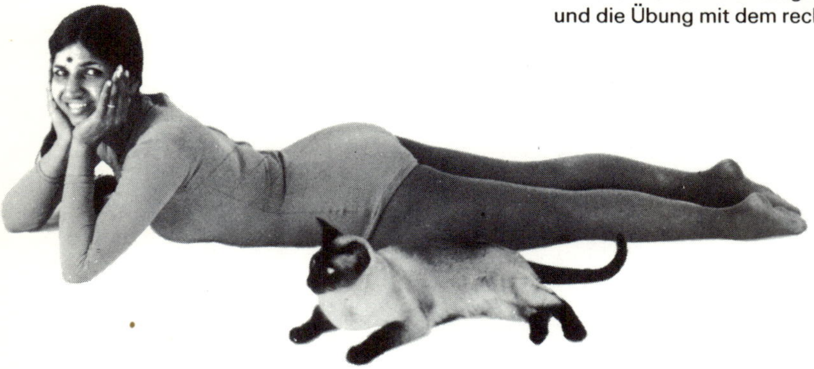

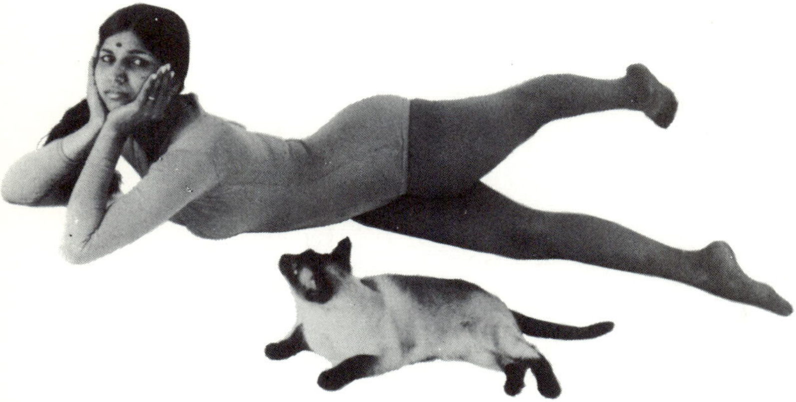

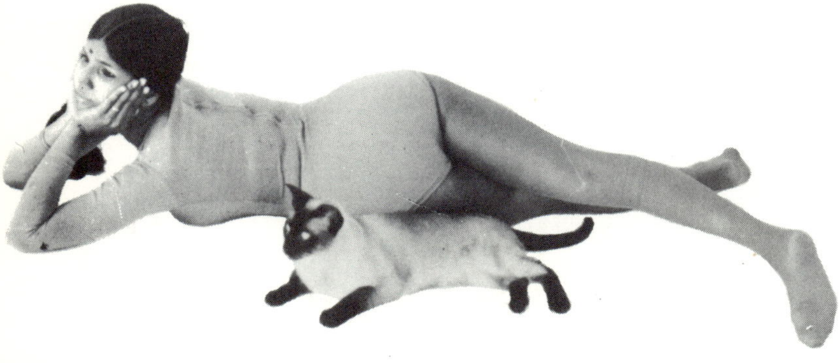

Halber Bogen (Ardha Dhanurasana)

Auch bei dieser Übung profitieren alle Rückenwirbel und die Unterleibsorgane durch die intensive Strekkung. Verkrampfungen und Versteifungen in den Schultern werden gelöst.

1 Auf dem Bauch liegen, Körper ganz durchgestreckt; das linke Bein nach oben abwinkeln und den Fuß mit der linken Hand fassen.

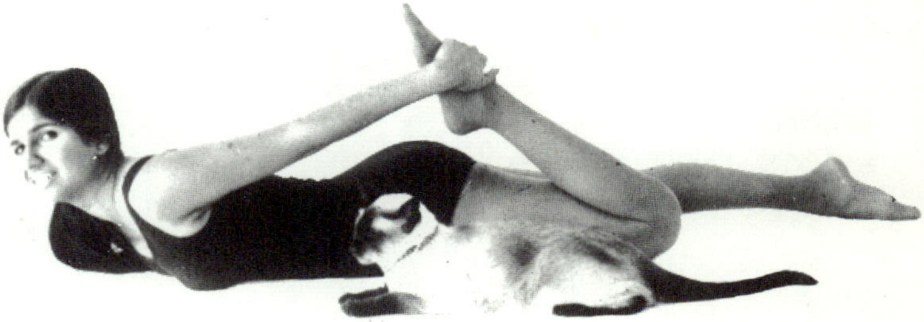

2 Einatmend langsam das linke Bein hochziehen und ausatmend langsam wieder senken; dann die Übung mit dem rechten Bein wiederholen.

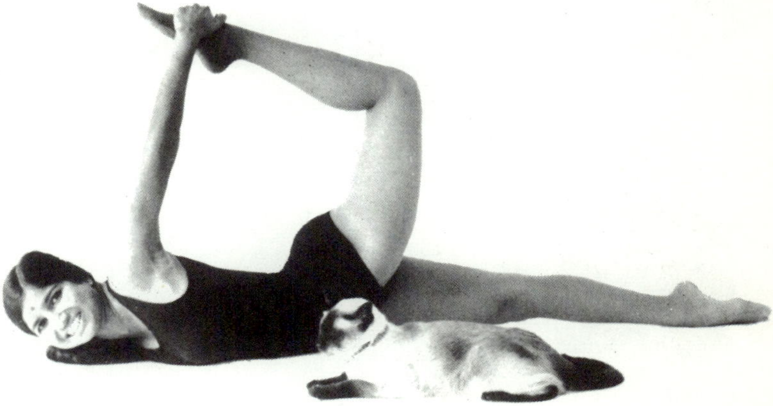

3 Die Übung variieren, indem nun das linke Bein mit der rechten Hand hochgezogen wird, während der linke Arm auf dem Boden liegen bleibt.
4 Mit dem rechten Bein und der linken Hand wiederholen.

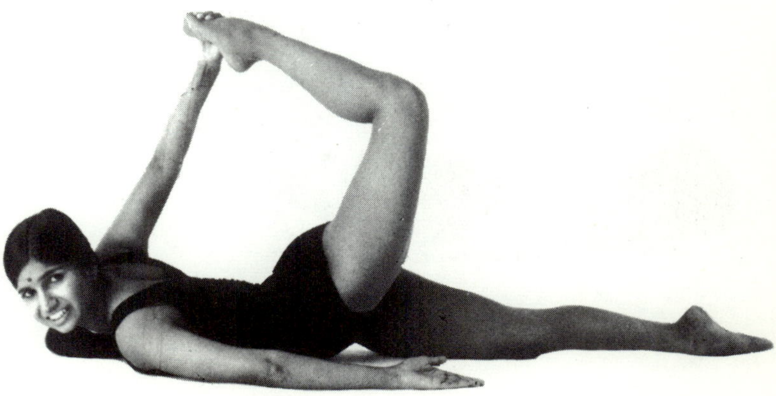

Heuschrecke (Salabhasana)

Durch diese Übung werden die Unterleibs- und Rükkenmuskeln gestärkt. Sie kräftigt das Kreuz, die Nieren und Nebennieren.

1 Ausgestreckt auf dem Bauch liegen, Hände unter den Oberschenkeln; einatmen.

2 Die durchgestreckten Beine langsam hochheben…

3 …ganz hoch, von den Händen unterstützt.

4 Ausatmend langsam die Beine wieder senken; entspannen.

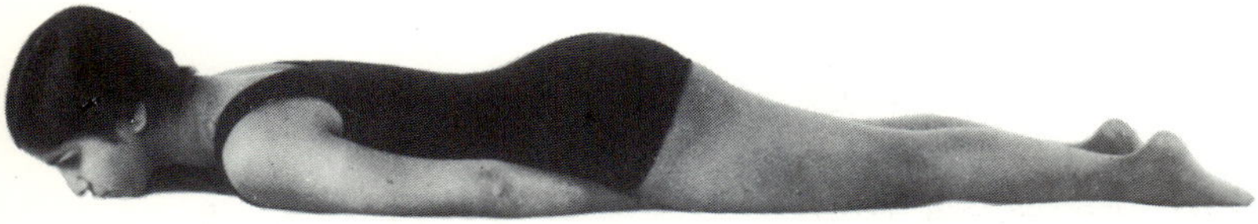

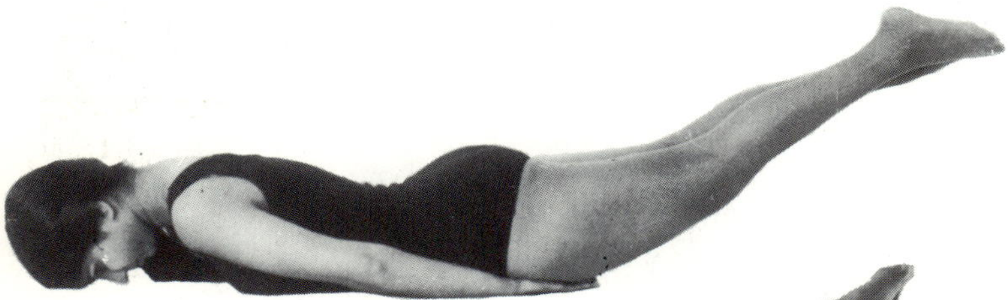

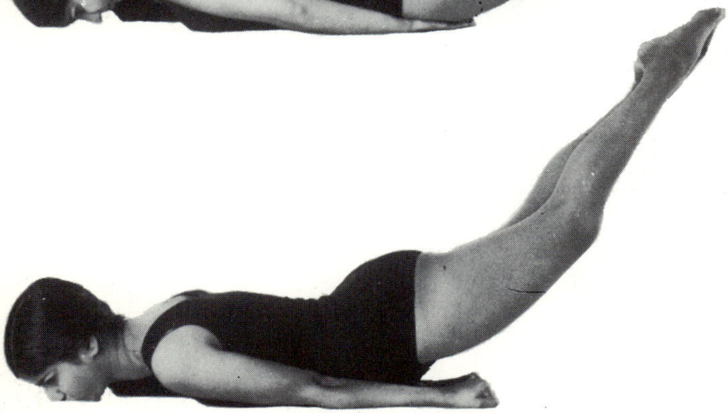

Kopf-zum-Knie-Übung (Paschimottanasana)

Die Übung kräftigt Leber, Milz und Nieren, löst Krämpfe und Schmerzen während der Periode. Man fühlt die Voll-Streckung von den Fersen bis zum Kopf.

1 Auf dem Boden sitzen, Rücken gerade, Arme nach vorn in Schulterhöhe ausgestreckt; einatmen.
2 Den Oberkörper nach vorn beugen und die Unterschenkel oder Fesseln fassen –
3 wenn möglich die Füße, und dabei die Ellbogen abwinkeln.
4 Ausatmend den Kopf auf die Knie legen und die Ellbogen auf den Boden senken.

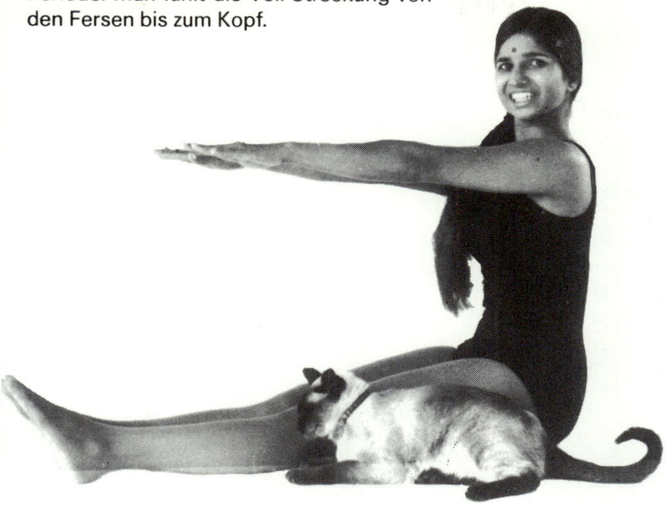

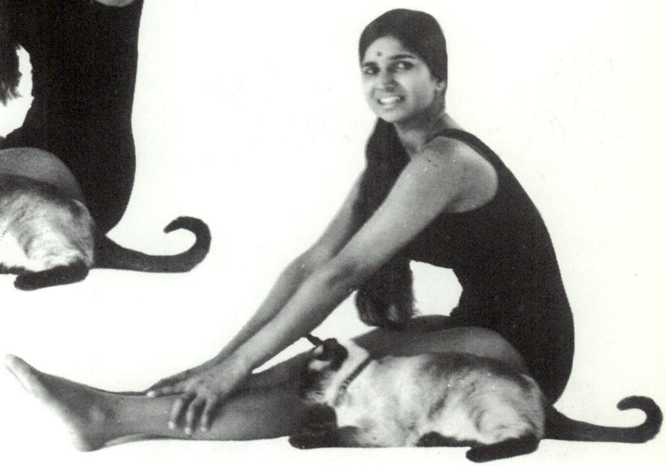

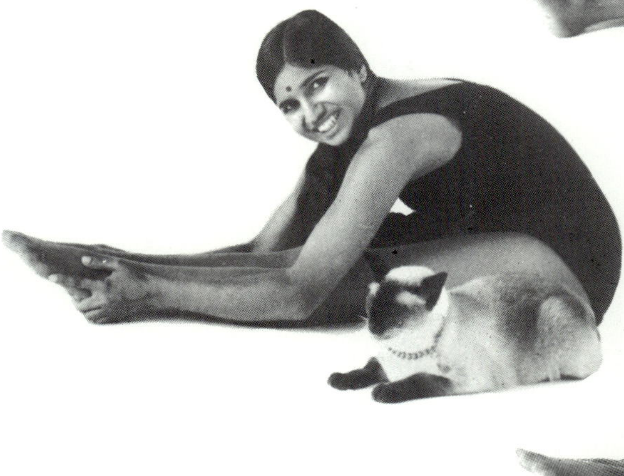

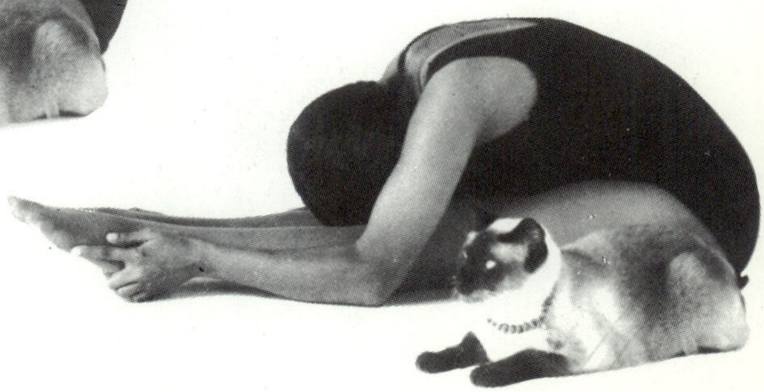

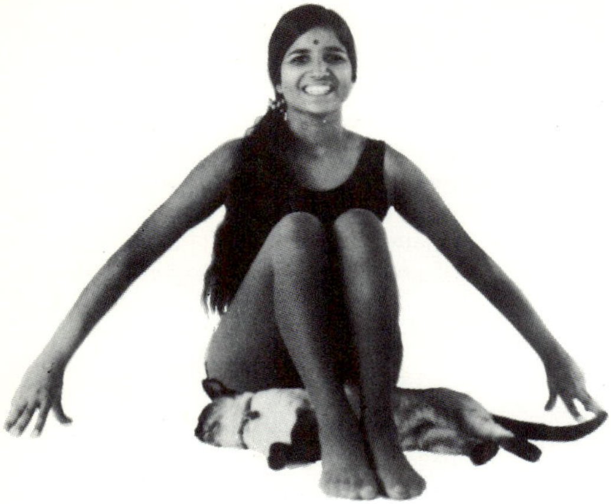

Wirbelsäulen-Drehung (Ardha-Matsyendrasana)

Da bei dieser Übung jeder Wirbel betätigt wird, behebt sie Steifheit und Verkrampfungen im Rücken und Nacken. Sie ist sehr wichtig für alle, die an Rükkenschmerzen leiden, und gibt auch Mut und innere Kraft.

1 Mit angezogenen Knien auf dem Boden sitzen, Arme seitwärts gespreizt, die Fingerspitzen berühren den Boden.

2 Das rechte Bein unter den linken Oberschenkel schieben.

3 Das linke Bein über den rechten Oberschenkel stellen.

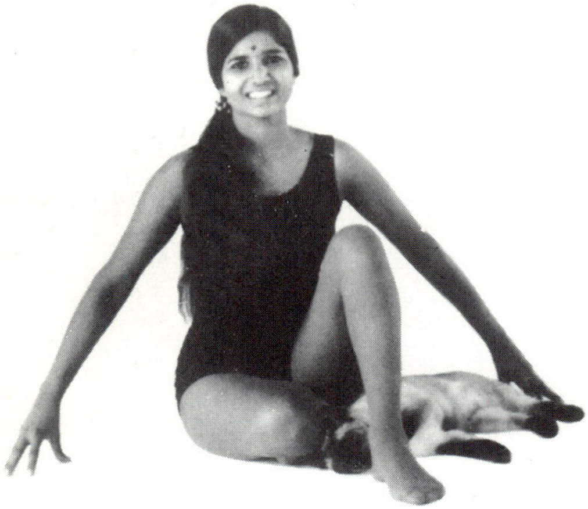

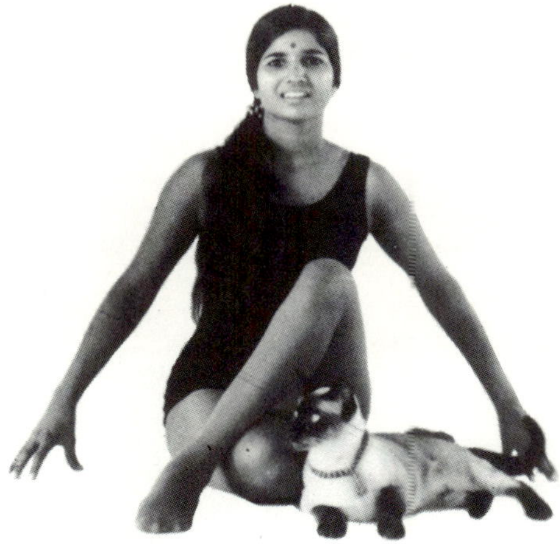

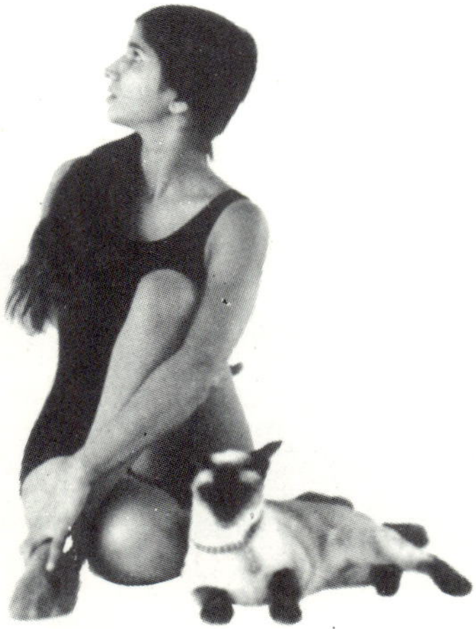

4 Mit der linken Hand die linke Fessel fassen; einatmend die rechte Hand auf den Rücken legen und den Körper aus der Taille heraus, ohne auf dem Boden zu rutschen, stark nach rechts drehen und über die rechte Schulter zurückschauen.

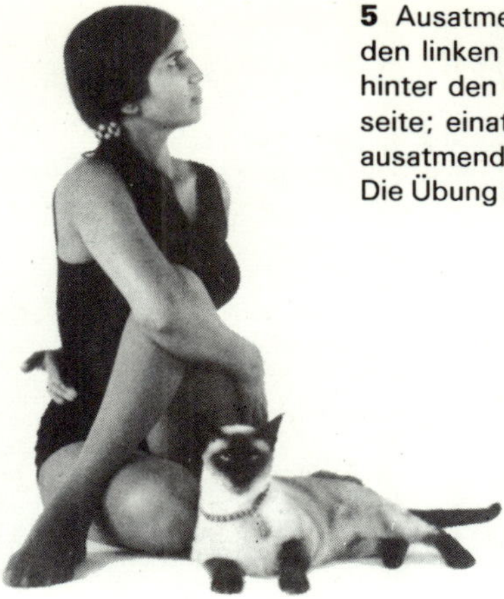

5 Ausatmend zurückdrehen; die rechte Hand auf den linken Oberschenkel legen und den linken Arm hinter den Rücken, die Hand an der rechten Taillenseite; einatmen und den Körper nach links drehen; ausatmend wieder in die Ausgangsstellung zurück. Die Übung auf der anderen Seite wiederholen.

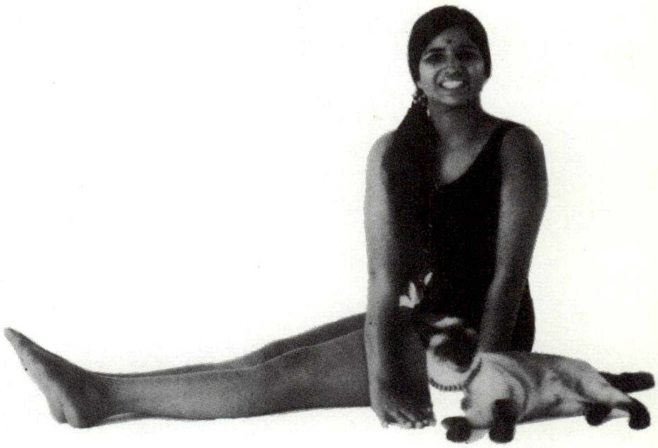

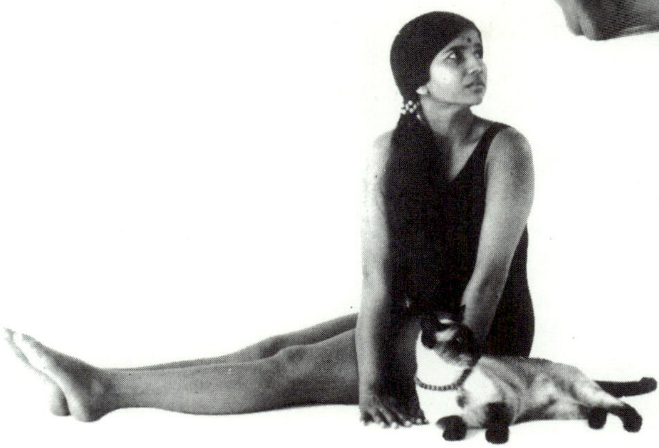

Varianten für Anfänger

6 Mit ausgestreckten Beinen auf dem Boden sitzen, beide Hände links vom Körper auf dem Boden.

7 Einatmend den Körper nach links drehen, Blick über die linke Schulter; ausatmend in die Ausgangsstellung (6) zurück.

Die Übung nach rechts wiederholen.

8 Die Übung kann auch mit nach hinten abgewinkelten Beinen ausgeführt werden.

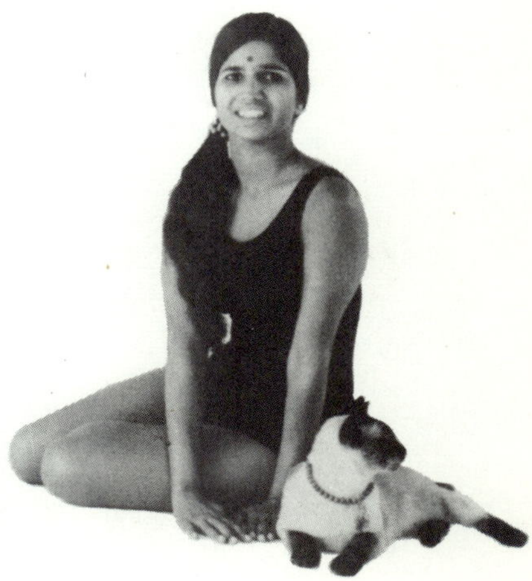

Drüsen
Gleichgewicht
Schwangerschaft

Kamel-Übung (Ustrasana)

Bei der Kamel-Übung fühlt man eine starke Streckung in den Oberschenkeln und im Bauch, sie stärkt die Wirbel und beeinflußt die lebenswichtigen Nebennieren.
Für Anfänger empfiehlt es sich, zunächst mit den Händen die Fesseln zu fassen und sich aus dieser Stellung nach hinten zu neigen. So kann das Gleichgewicht besser gehalten werden.

1 Auf dem Boden knien, Beine leicht gespreizt, Hände auf den Oberschenkeln, Körper aufrecht; einatmen.

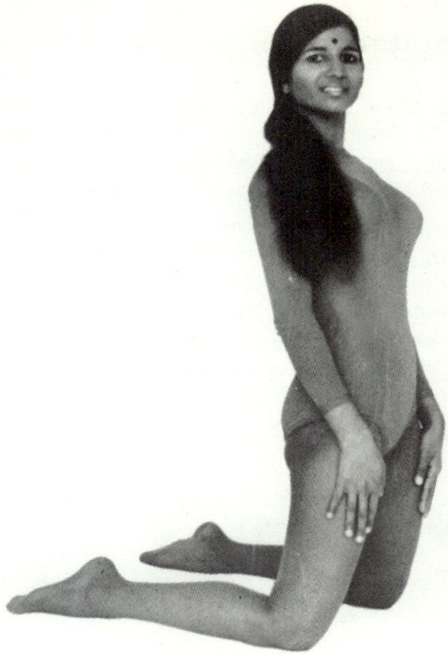

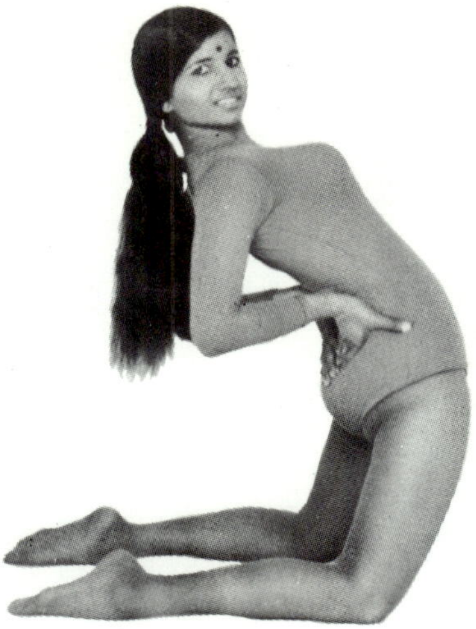

2 Die Hände an die Hüften legen und ausatmend den Körper langsam nach hinten neigen und die Hüften vorschieben.

3 Noch tiefer neigen, auch den Kopf einatmend noch mehr senken, solang das Gleichgewicht gehalten werden kann.

4 Aus dieser Stellung heraus die Hände vor der Brust zusammenlegen.

5 Ausatmend in die Ausgangsstellung zurückkehren.

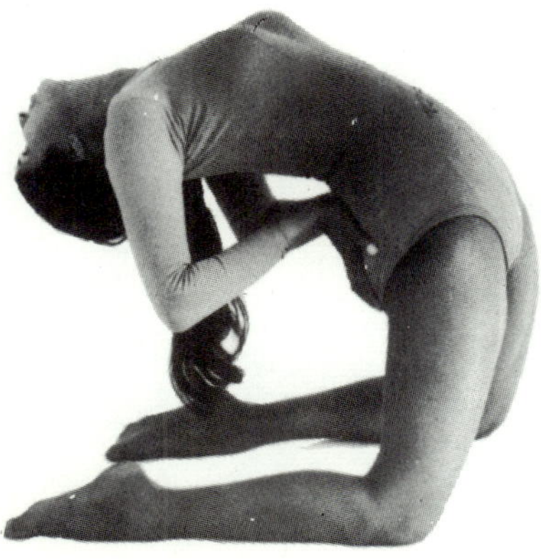

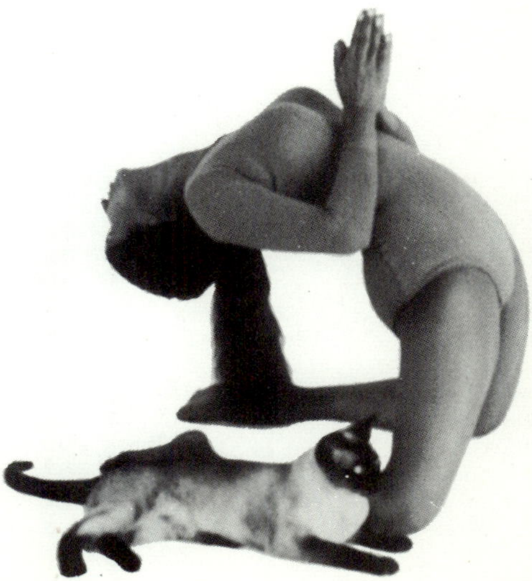

Schulterstand (Sarvangasana)

Der Schulterstand («Kerze») stimuliert Schilddrüse und Nebenschilddrüsen, lindert Krampfadern und Hämorrhoiden, belebt das Nervensystem, durchblutet das Hirn. Resultat: strahlendes, gesundes Aussehen, neue Lebenslust.

1 Ausgestreckt auf dem Boden liegen, Arme beidseits des Körpers ausgestreckt; einatmen.

2 Ausatmend Beine und Hüften hochheben und die Beine nach hinten führen, ganz durchgestreckt, Fußspitzen gegen den Boden gerichtet.

3 Um das Gleichgewicht zu halten, mit den Händen den Rücken stützen.

4 Die Beine langsam nach oben strecken und in dieser Stellung bis vier zählen.

5 Einatmend die Beine wieder über den Kopf neigen (3), die Arme auf den Boden legen (2), dann Körper und Beine in fließender Bewegung auf den Boden senken – ja nicht fallen lassen!

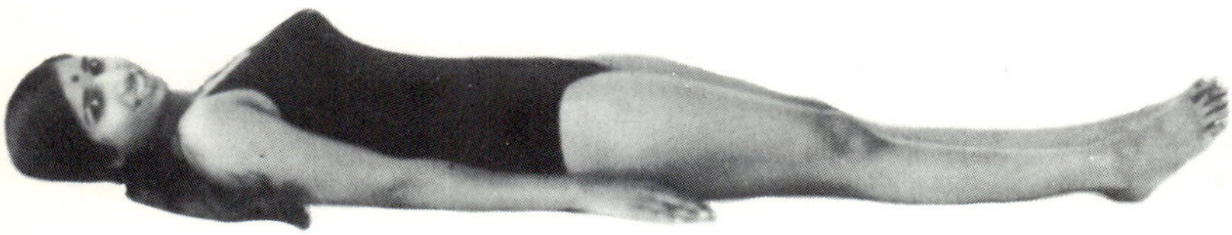

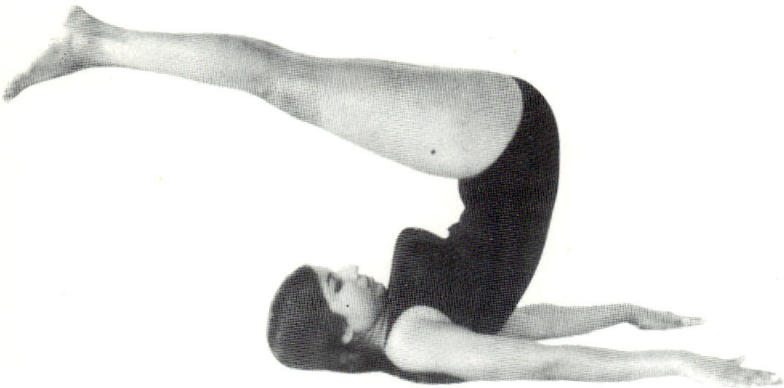

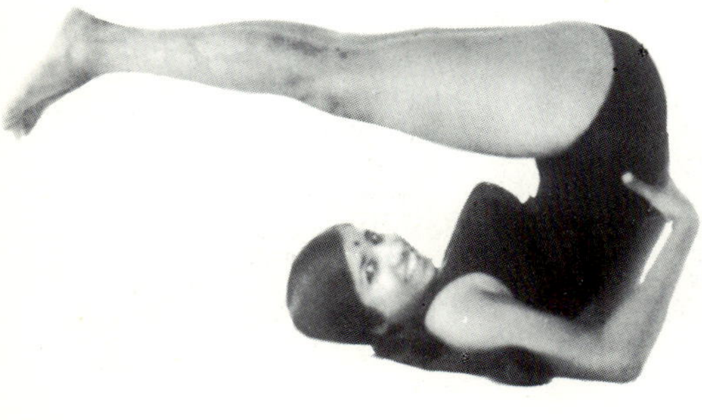

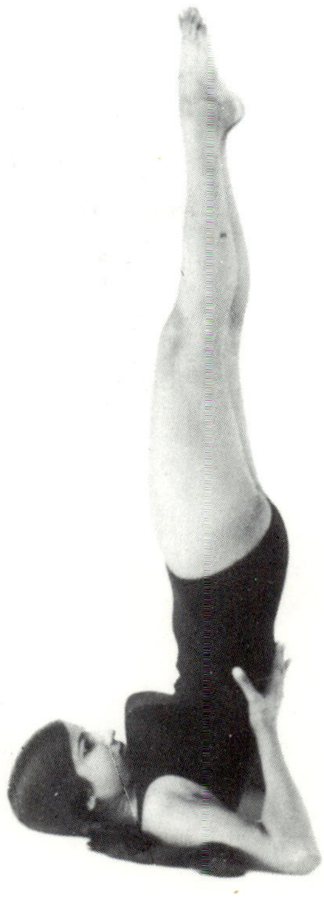

Kopf zum Knie (Janusirasana)

Diese Übung unterstützt die Verdauung und belebt die Unterleibsorgane einschließlich der Bauchspeicheldrüse, die Insulin produziert und damit den Zukker-Stoffwechsel reguliert.

1 Auf dem Boden sitzen, Beine weit gespreizt; das rechte Bein abwinkeln und die Fußsohle an den linken Oberschenkel legen, das linke Bein bleibt durchgestreckt; Hände auf die Knie legen; drei langsame, tiefe Atemzüge tun.

2 Den Oberkörper über das linke Bein beugen und mit beiden Händen die Fessel, den Fuß oder die Zehen halten.

3 Ausatmen, den Körper noch tiefer senken und den Kopf auf das Knie legen.

4 Einatmend wieder aufrichten und die Übung auf die Gegenseite wiederholen.

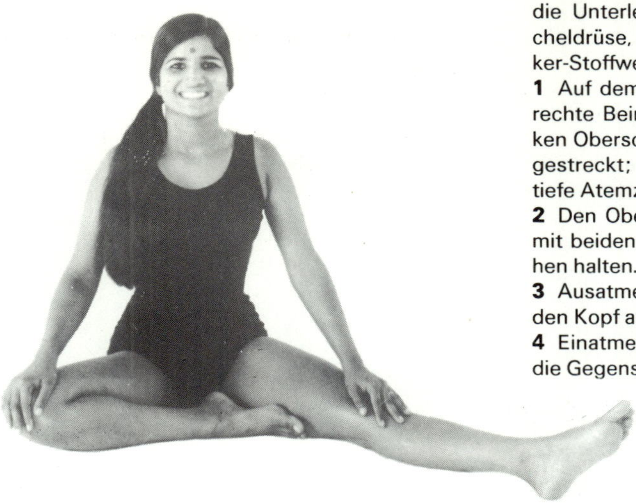

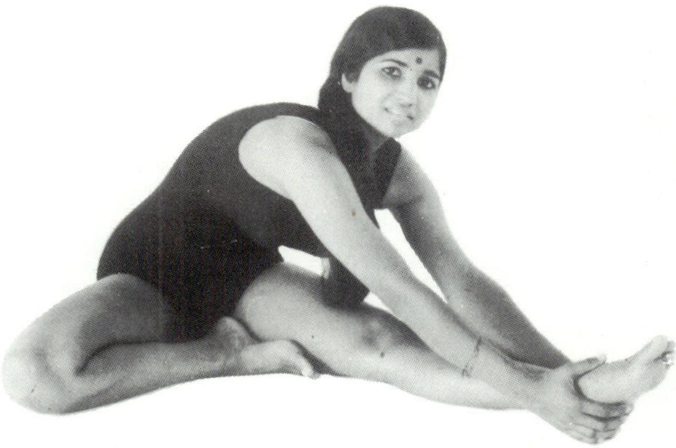

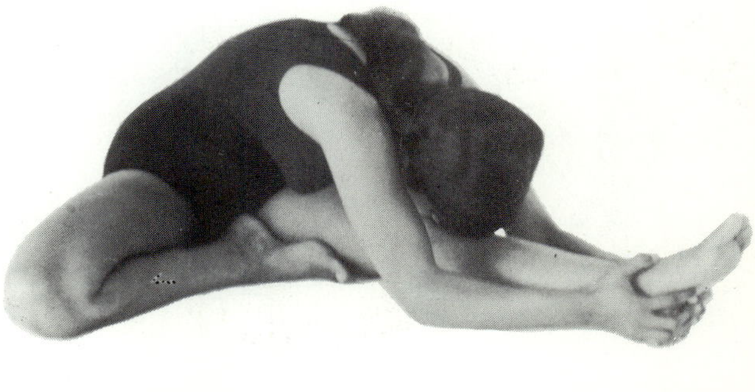

Bogen (Dhanurasana)

Die Übung belebt den ganzen Körper durch ihre Wirkung auf die Nebennieren. Sie stärkt die Spinalnerven, gibt dem Rückgrat Elastizität und erhöht den Blutzufluß zum Unterleib.

1 Auf dem Bauch liegen, die Knie nach oben abwinkeln, mit den Händen die Fesseln fassen, Fersen auf dem Gesäß.

2 Einatmend Kopf und Oberkörper langsam aufrichten und dabei die Beine hochziehen, bis der Körper einen Bogen bildet.

3 Ausatmend langsam wieder auf dem Boden ausstrecken und entspannen.

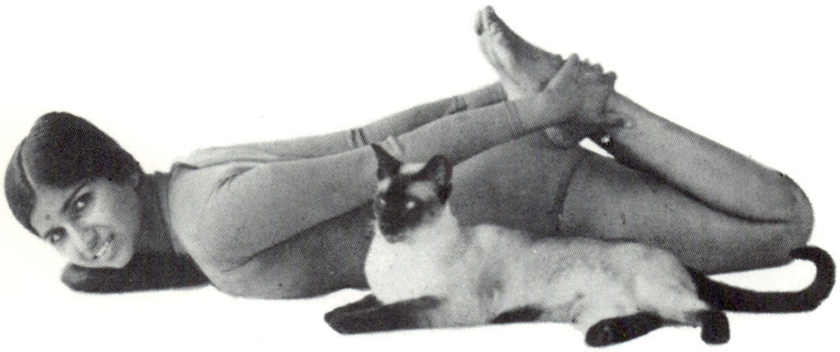

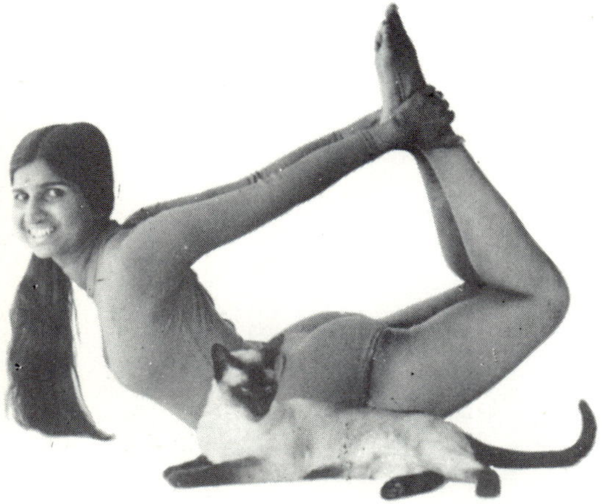

Beckenwaage

Mit zunehmendem Alter leidet oft auch der Gleichgewichtssinn. Deshalb stürzen ältere Leute öfter. Durch regelmäßige Gleichgewichtsübungen läßt sich die Koordination und damit Selbstvertrauen, Anmut und gute Haltung wiedergewinnen.

1 Mit halbangezogenen Knien auf dem Boden sitzen, Hände unter den Knien ineinander verschränkt.

2 Einatmend die Beine ausstrecken und hochheben, den Oberkörper leicht nach hinten neigen; das Gleichgewicht halten, bis vier zählen und ausatmend die Beine langsam wieder senken.

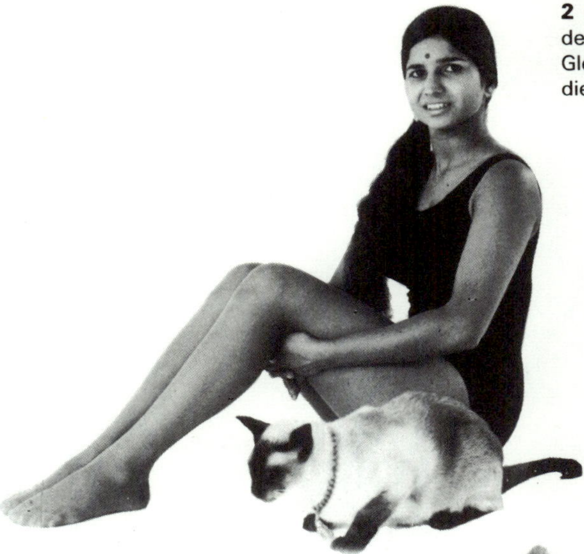

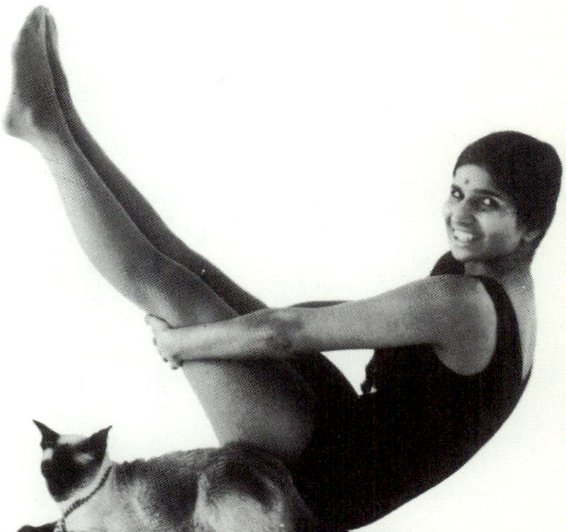

Tanzstellung (Natarajasana)

Diese Gleichgewichtsübung verleiht Selbstvertrauen und Grazie. Sie reduziert Pölsterchen an Hüften und Oberschenkeln und kräftigt die Beine.

1 Aufrecht stehend mit der linken Hand das nach hinten abgewinkelte linke Bein am Fuß halten, der rechte Arm ist hoch ausgestreckt.

2 Einatmend das linke Bein langsam hochziehen.

3 Das Bein so hoch wie möglich ziehen und Gleichgewicht halten.

4 Ausatmend langsam wieder zurück in die Ausgangsposition und die Übung mit dem rechten Bein wiederholen.

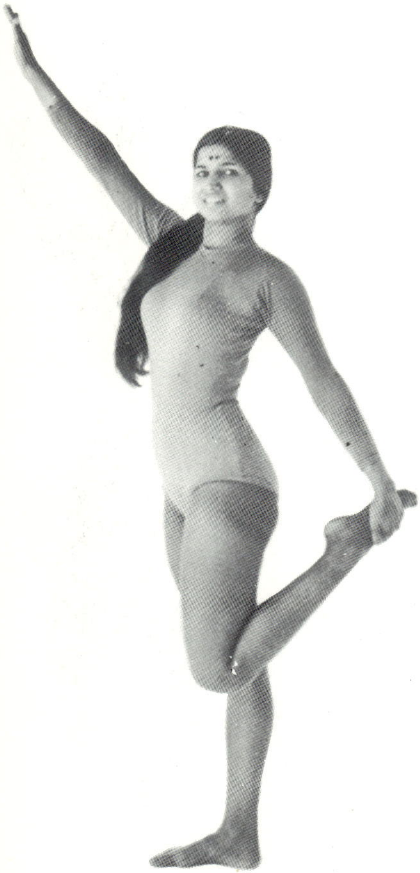

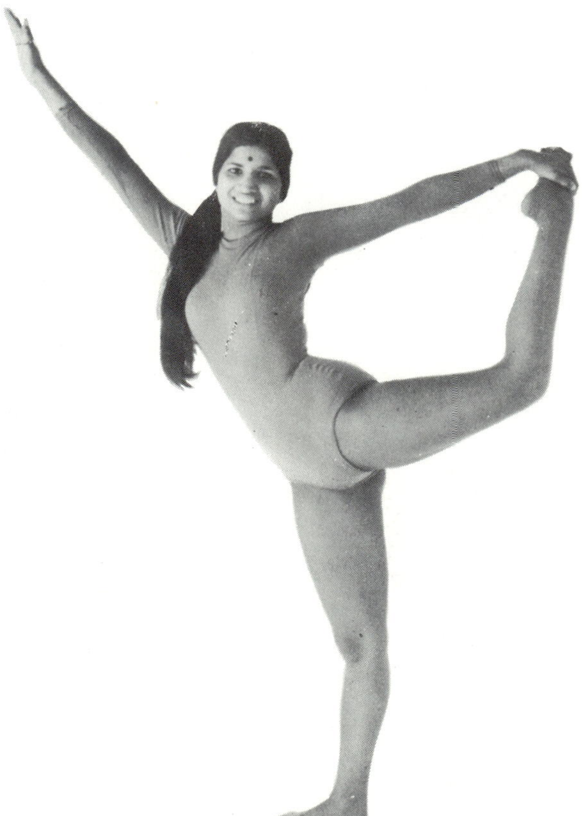

Storch

Diese Übung verbessert Konzentration und Selbstsicherheit.

1 Auf dem rechten Bein stehen, linker Fuß auf dem rechten Knie leicht abgestützt. Diese Stufe sollten Anfänger üben, bis sie das Gleichgewicht tadellos halten können.

2 Einatmend den linken Fuß bis zur Leiste hochschieben.

3 Die Hände über dem Kopf zusammenlegen und das Gleichgewicht halten.

4 Ausatmend den Fuß auf den Boden zurückstellen und die Übung mit dem anderen Bein wiederholen.

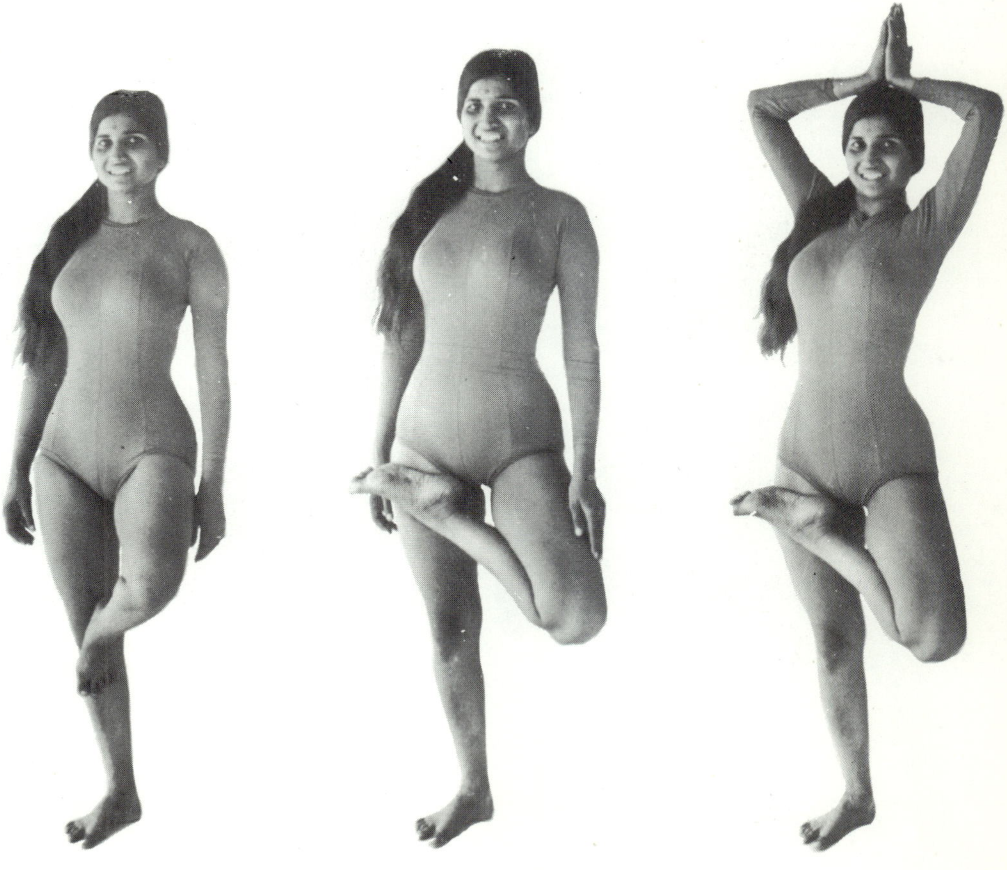

Fliegendes Gleichgewicht

Wer lernt, so auf einem Bein das Gleichgewicht zu halten, gewinnt physische und geistige Ausgeglichenheit, Harmonie von Körper und Geist.

1 Aufrecht stehen mit gespreizten Beinen, der rechte Fuß einen Schritt vor dem linken; Arme in Schulterhöhe seitwärts ausstrecken; einatmen.

2 Das rechte Knie leicht beugen und das Gewicht auf das rechte Bein verlagern.

3 Ausatmend das linke Bein nach hinten ausstrecken und den Körper nach vorn neigen, beide Knie müssen durchgestreckt sein; in dieser Stellung bis vier zählen.

4 Einatmend langsam in Ausgangsposition zurück und die Übung mit dem anderen Bein wiederholen.

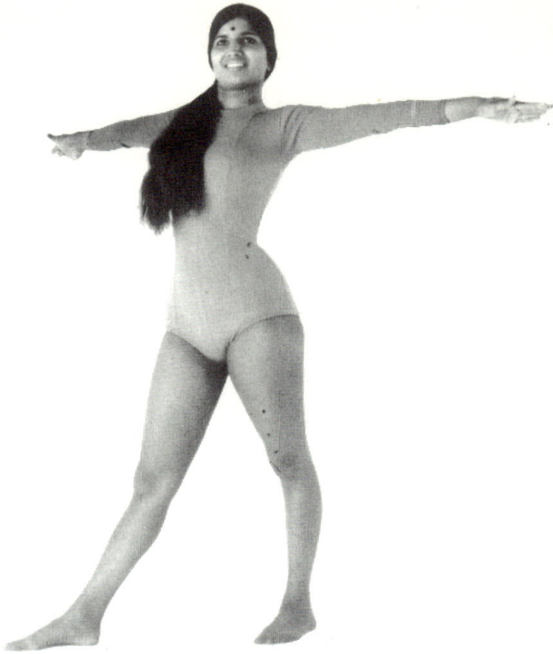

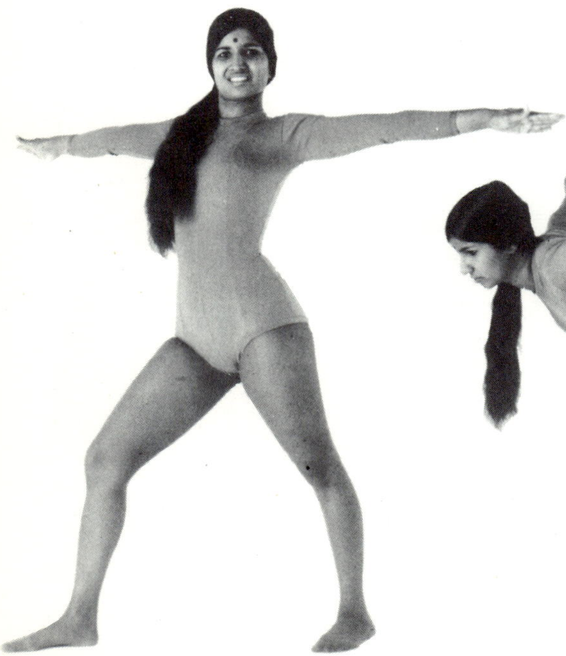

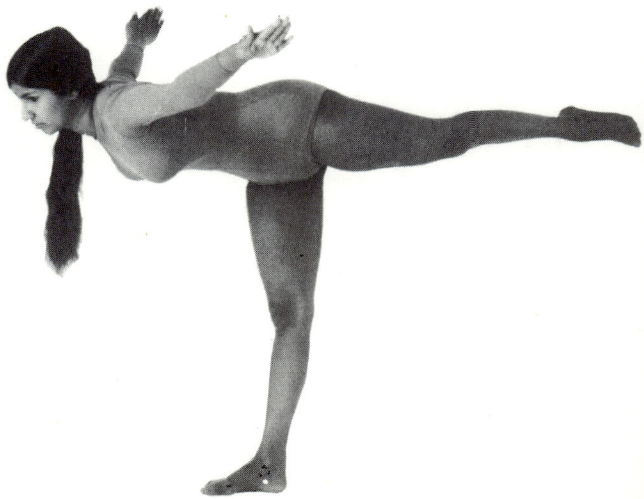

Katze

Atem- und Entspannungsübungen und Übungen zur Stärkung der Beckenmuskulatur erleichtern später die Wehen.
Diese Übung, schon zu Beginn der Schwangerschaft regelmäßig ausgeführt, verhütet Kreuzschmerzen; nach der Geburt hilft sie die Bauchmuskeln straffen.
1 Kniend auf die Hände abstützen, langsam einatmen.
2 Ausatmend den Kopf nach vorn fallen lassen und gleichzeitig mit fest eingezogenem Bauch den Rücken zu einem Bogen hochschieben.
3 Einatmend den Kopf heben, Bauch und Kreuz nach unten drücken.

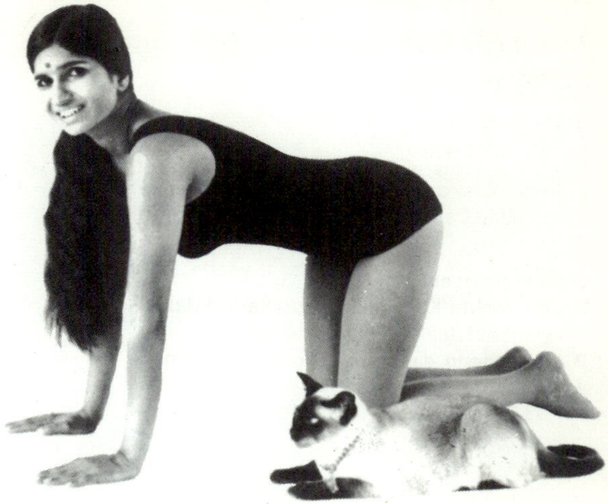

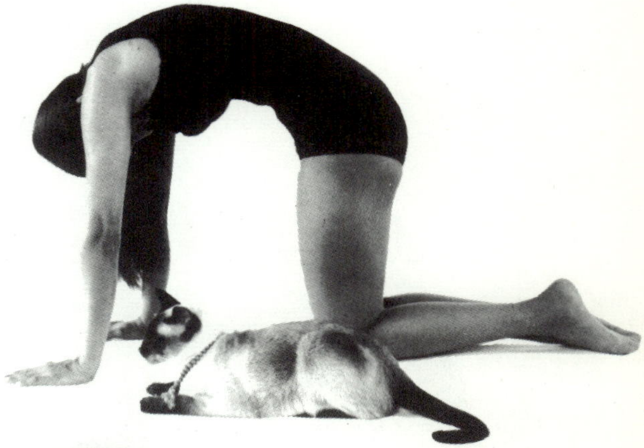

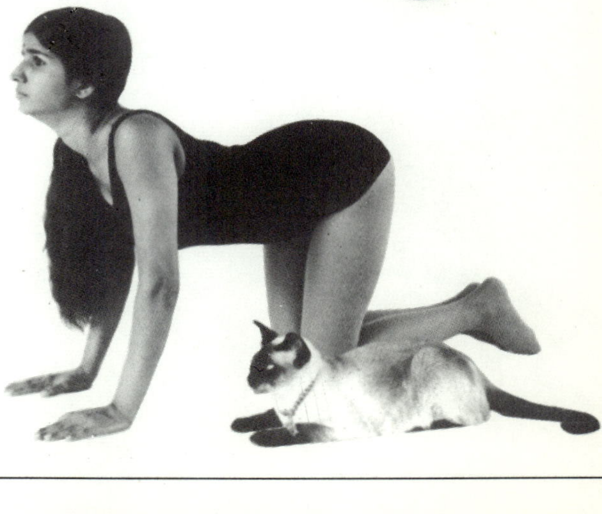

Ideal für Schwangerschaft und schöne Knie

1 Zwischen den Fersen sitzen, Hände an den Hüften.
2 Einatmend die Knie weit auseinanderschieben –
3 möglichst so weit, daß sich die Zehen hinter dem Rücken treffen.
4 Ausatmend die Knie langsam wieder zusammenbringen; entspannen.

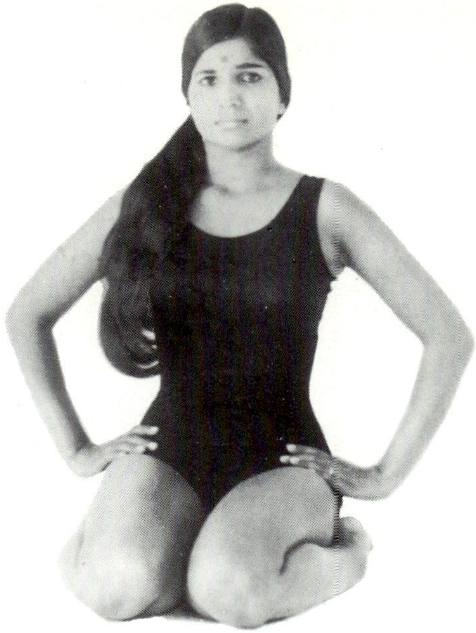

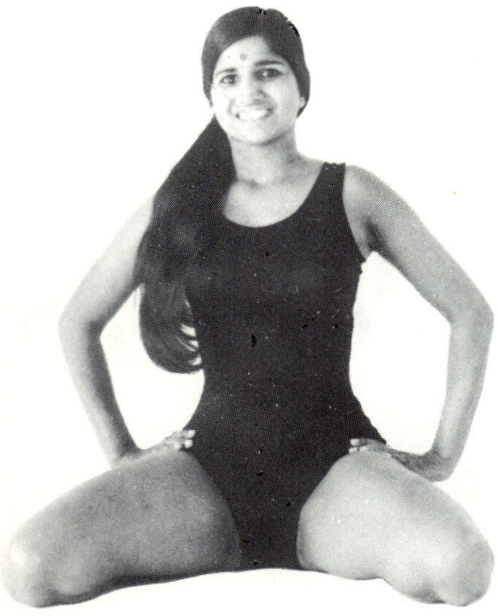

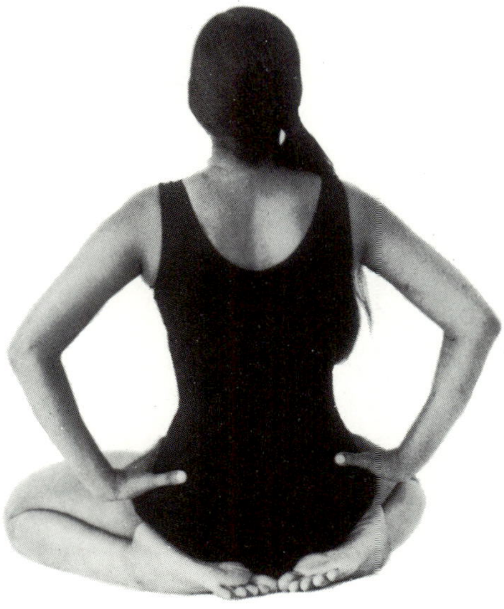

Flexibles Becken während der Schwangerschaft

1 Auf dem Boden sitzen, das rechte Bein auf dem linken Oberschenkel, Fußsohle nach oben; mit der rechten Hand das rechte Knie fünfmal auf- und abwippen. Entspannen und die Übung mit dem linken Knie wiederholen.

2 Auf dem Boden sitzen, Beine weit gespreizt und in den Knien abgewinkelt, so daß die Fußsohlen gegeneinanderliegen; die Füße mit den Händen halten und in dieser Stellung beide Knie auf- und abwippen. Bei fleißigem Üben wird es gelingen, die Knie zum Boden zu bringen.

3 In der gleichen Position den Körper nach vorn beugen, die Unterarme vor den Füßen bis zum Boden und den Kopf auf die Zehen legen. *Achtung:* diese dritte Übung sollte nach dem dritten Schwangerschaftsmonat nicht mehr gemacht werden.

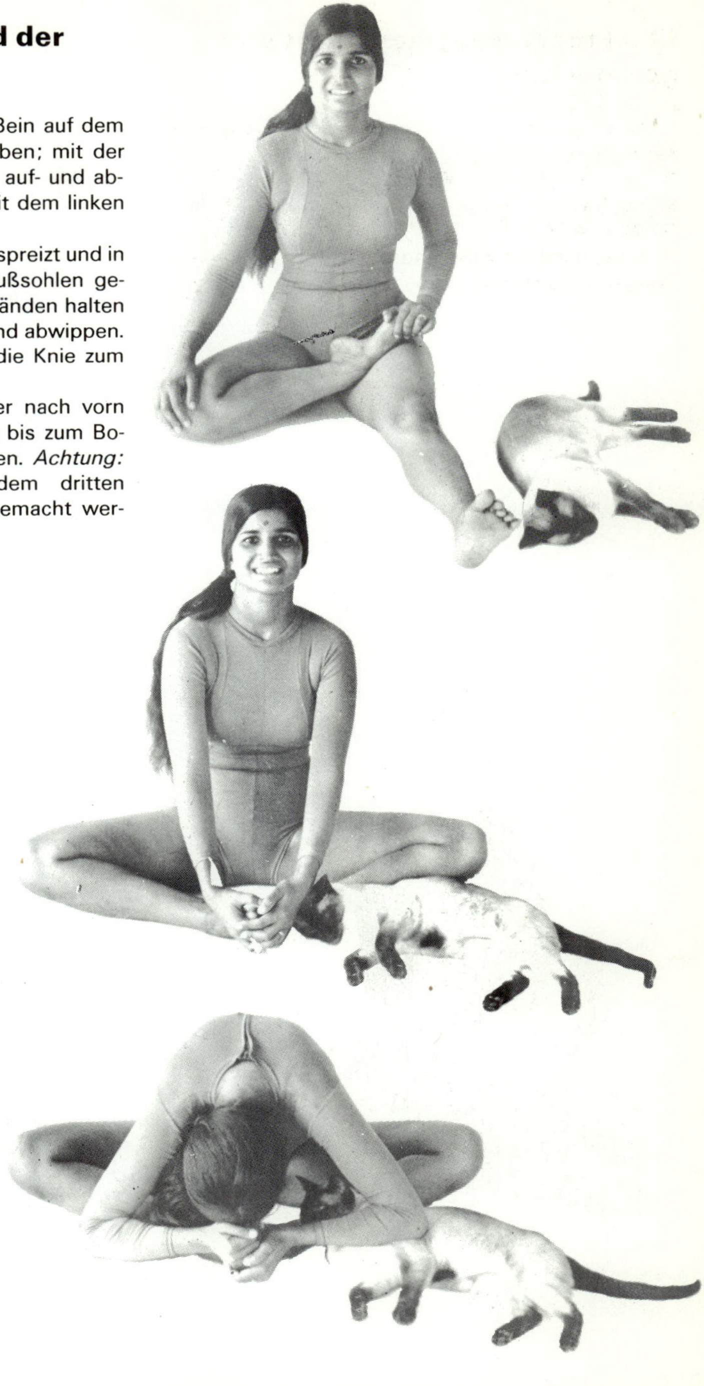

Verstopfung
Asthma
Krampfadern
Halsschmerzen

Bauch-Übung

Diese Übung wird stets mit leerem Magen ausgeführt. Frauen, die schwanger sind oder die Periode haben, sollten davon absehen. Durch die starke Zusammenziehung der Unterleibsmuskeln wird die Verdauung verbessert, die Verstopfung behoben. Zudem wird der Bauch gestrafft.

1 Aufrecht stehen, Füße auseinander; leicht in die Knie gehen, Hände auf die Knie; den Körper vorbeugen, Luft in den unteren Teil der Lungen einatmen; den Atem anhalten und den Bauch nach vorn drükken.

2 Ausatmend die Lungen leeren und den Bauch stark einziehen.

Anmerkung: Bei Verstopfung sollte man lang gekochte Gerichte meiden, dafür aber viel frisches Obst, Salate und Gemüse essen. Ungeschälte Äpfel, Spinat und Zwiebeln wirken oft gegen Verstopfung.

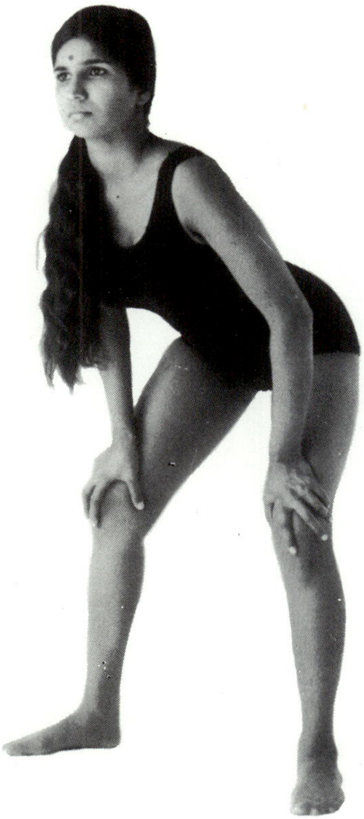

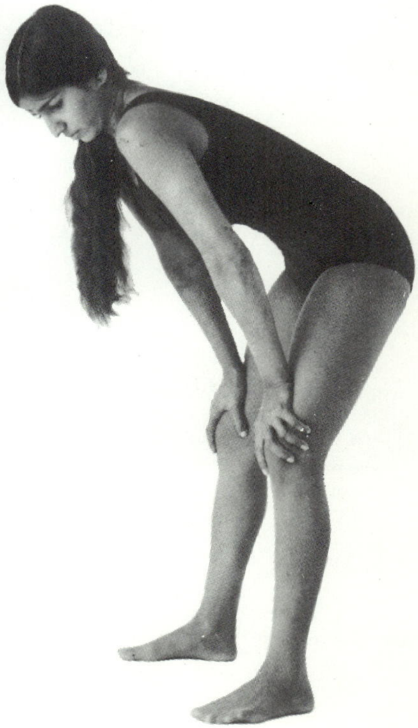

Fisch (Matsyasana)

Die Fisch-Stellung stärkt die Nerven, die ihre Wurzeln im Sonnengeflecht haben; sie beeinflußt außerdem die Atmung günstig.

1 In der Lotusstellung oder im Schneidersitz auf dem Boden sitzen, Hände auf den Knien.

2 Einatmend langsam den Körper nach hinten neigen, bis der Kopf den Boden berührt; der Rücken soll nicht auf dem Boden liegen, sondern einen Bogen bilden.

3 Die Hände auf der Brust zusammenlegen und den Atem ein Weilchen anhalten, dann ausatmend in die Ausgangsstellung zurückkehren.

4 Anfänger können diese Übung auch mit ausgestreckten Beinen machen.

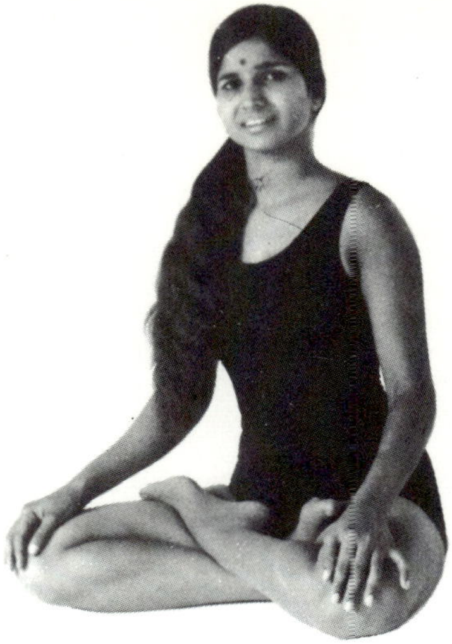

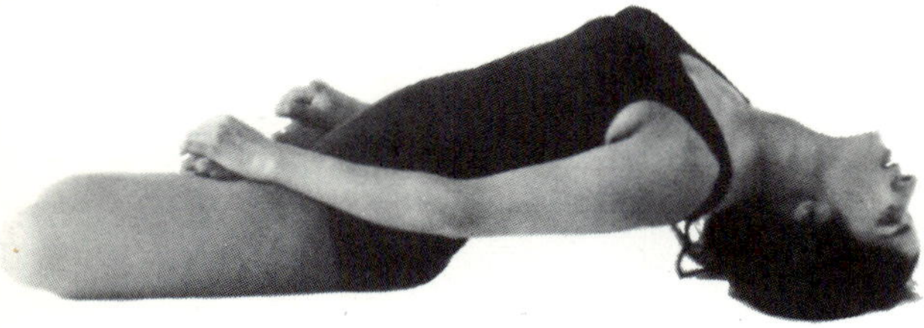

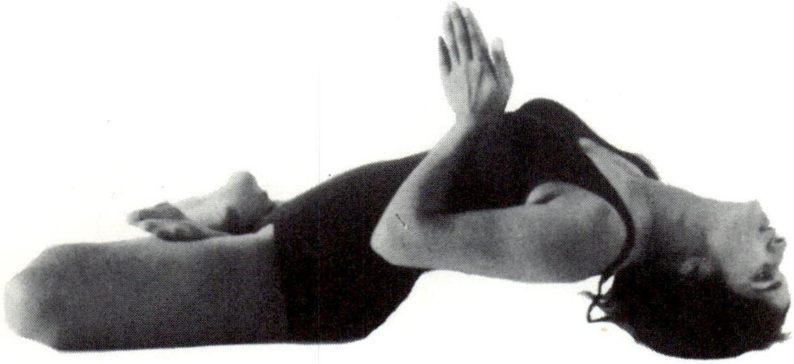

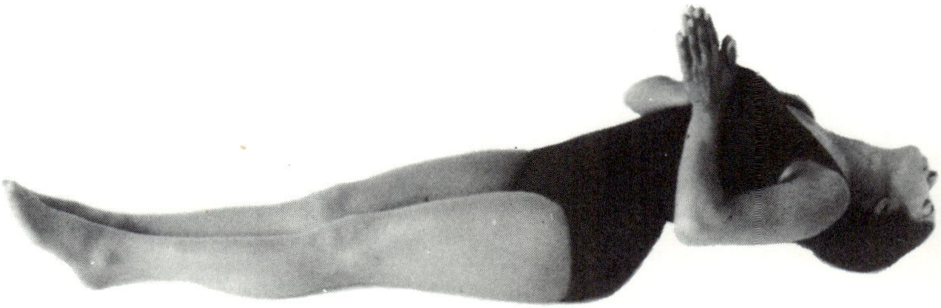

Brustausdehnung

Mit geschlossenen Augen üben gibt größere innere Ruhe, was wichtig ist für Asthmatiker, deren Attakken ja oft durch Aufregungen ausgelöst werden. Alle Asthmatiker sollten viel Entspannungs- und Meditationsübungen machen.

1 Aufrecht stehen, Beine leicht gespreizt, Arme abgewinkelt, so daß sich die Fingerspitzen vor der Brust berühren.

2 Einatmend die Arme seitwärts in Schulterhöhe ausstrecken.

3 Ausatmend den Oberkörper langsam nach vorn neigen.

4 Einatmend in die Ausgangsstellung zurückkehren und entspannen.

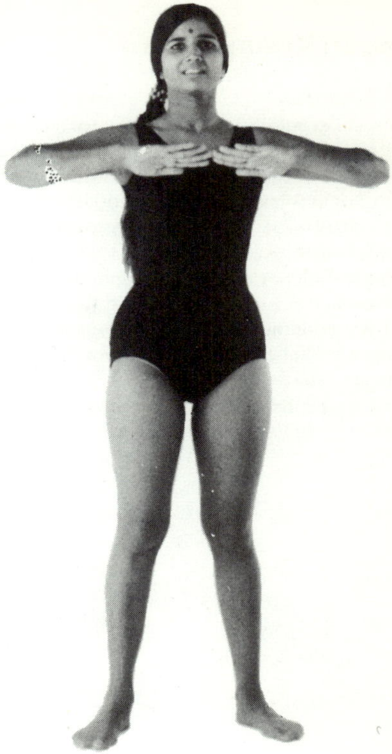

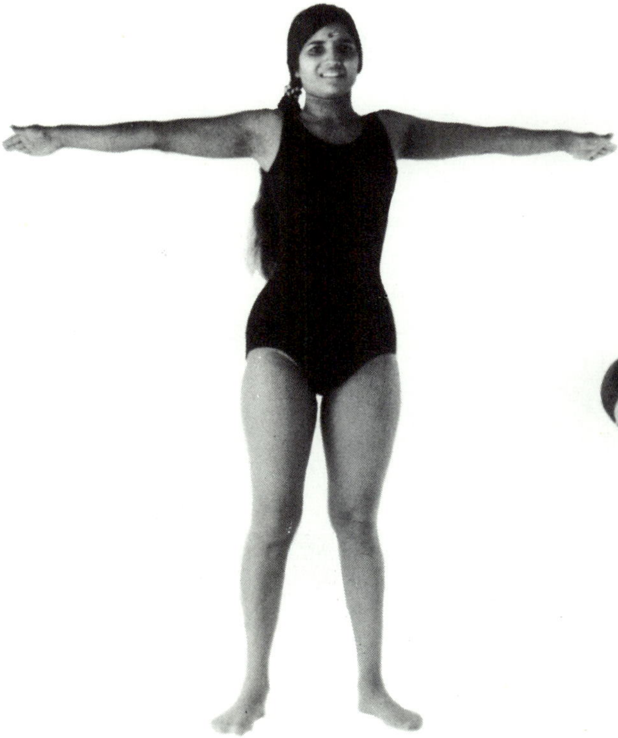

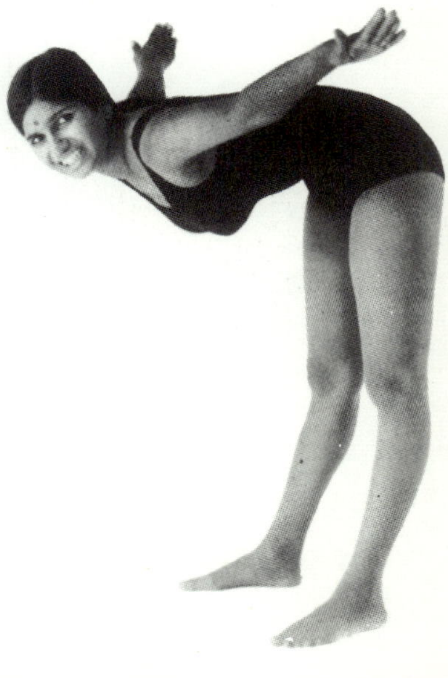

Gegen Krampfadern

An Krampfadern Leidende sollten alle in diesem Büchlein gezeigten Umkehrstellungen üben und jede Gelegenheit nutzen, die Beine hoch zu lagern, damit das Blut leichter in den Körper zurückfließen kann.

1 Auf dem Rücken liegen, Handflächen auf dem Boden; einatmend die Beine langsam hochheben, bis sie rechtwinklig zum Boden sind.

2 Die Zehen gegen die Brust richten.

3 Das rechte Bein abwinkeln und langsam zur Brust senken; ausatmend das Bein langsam wieder hochstrecken; die Übung nun mit dem linken Bein ausführen.

Mindestens fünfmal mit jedem Bein wiederholen.

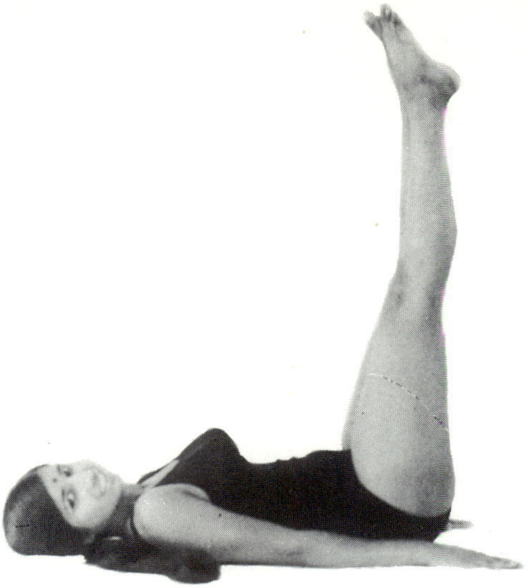

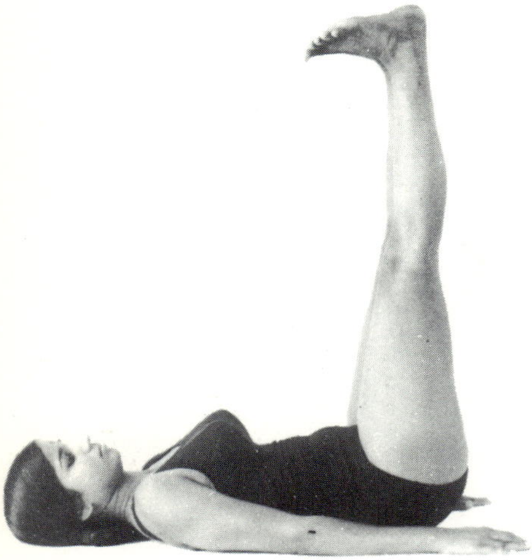

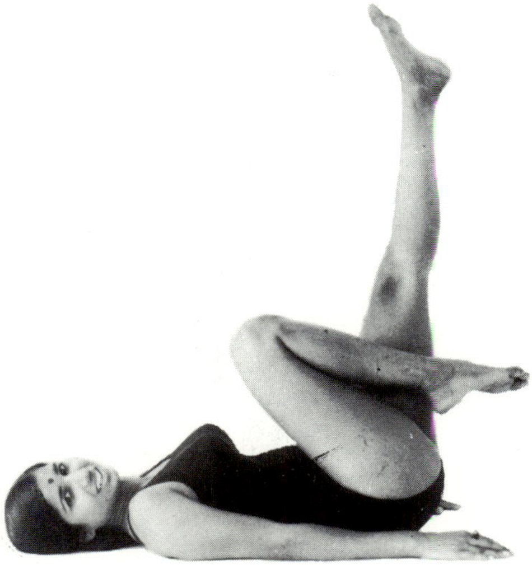

Löwe (Simhasana)

Die Löwen-Stellung befreit von Halsschmerzen, verbessert schlechten Atem, stimuliert den Kehlkopf und vermittelt dadurch eine klare Stimme. Sie löst auch Gesichtsspannungen.

1 Auf den Fersen sitzen, Hände auf den Oberschenkeln.

2 Ausatmend die Hände mit weit gespreizten Fingern fest auf die Schenkel pressen, gleichzeitig den Oberkörper leicht vorbeugen, die Zunge ganz weit herausstrecken und die Augen aufreißen.

3 Einatmen und entspannen.

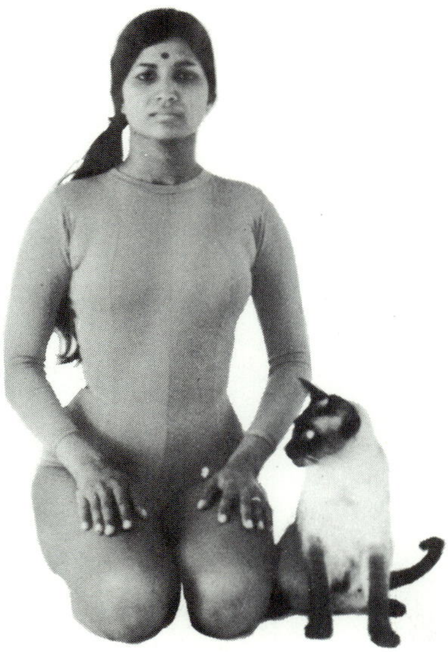

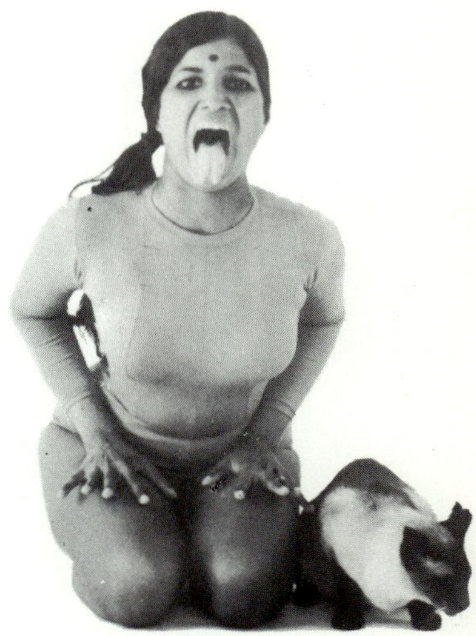

Entspannung

Entspannungsübungen sollten zur täglichen Routine werden. Dadurch behebt man Schlaflosigkeit, chronische Müdigkeit, Kopfschmerzen, Augenüberanstrengung sowie Nacken- und Rückenschmerzen. All das und tausend andere Übel entstehen nämlich durch Angespanntheit und Verkrampfungen.

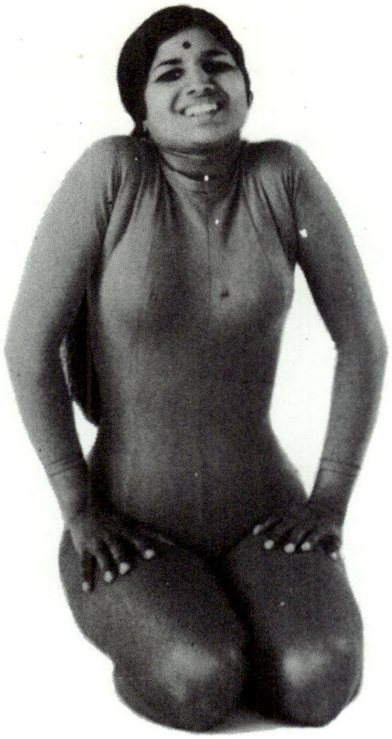

Schultern heben

Diese einfache Übung behebt Spannungs-Kopfschmerzen und Verkrampfungen im Nacken.
Auf den Fersen sitzen, die Schultern so stark wie möglich hochziehen und dann vorwärts und rückwärts bewegen, was Hals und Nacken sanft massiert.

Konzentration (Sanmuki Mudra)

Zur Überwindung von negativen Gedanken und Gefühlskonflikten.
Daumen in die Ohren, Zeigefinger auf die Augenlider, Mittelfinger an die Nasenflügel, Ringfinger auf die Oberlippe und kleine Finger auf die Unterlippe legen; beide Nasenflügel loslassen, einatmen, den Atem bis vier zählend anhalten, ausatmen.

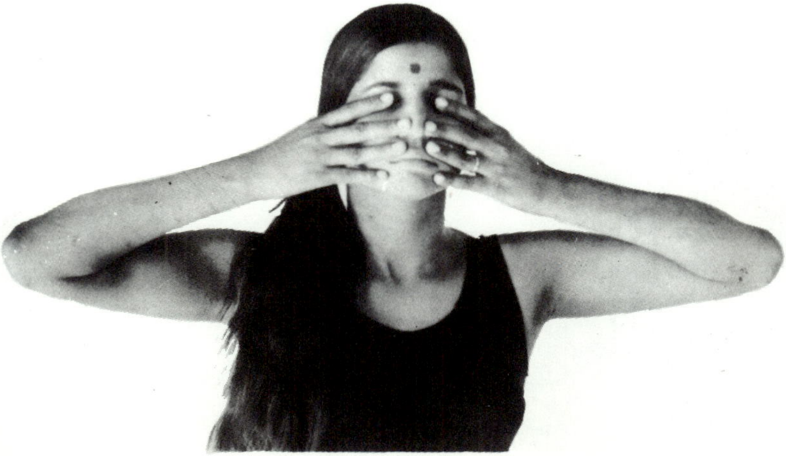

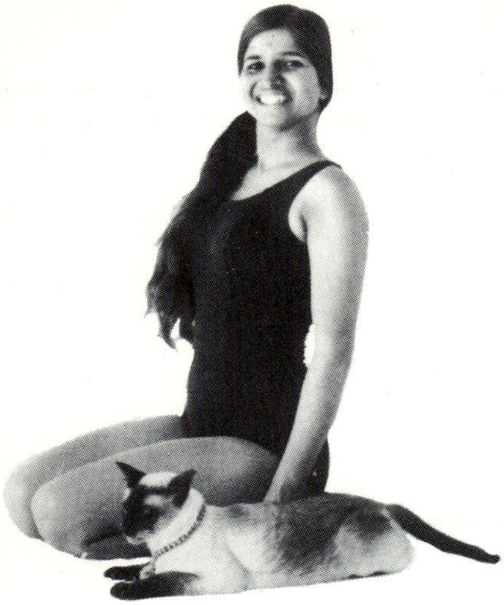

Entspannung

1 Auf den Fersen sitzen, Arme lose hängen lassen.
2 Ausatmend den Oberkörper nach vorn neigen, bis die Stirn den Boden berührt, Hände nach hinten auf dem Boden.
3 Das Gesäß hochheben und in dieser Stellung ganz langsam ein- und ausatmen.

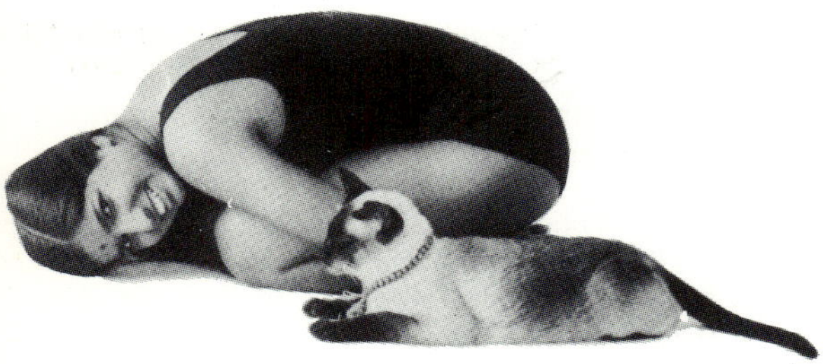

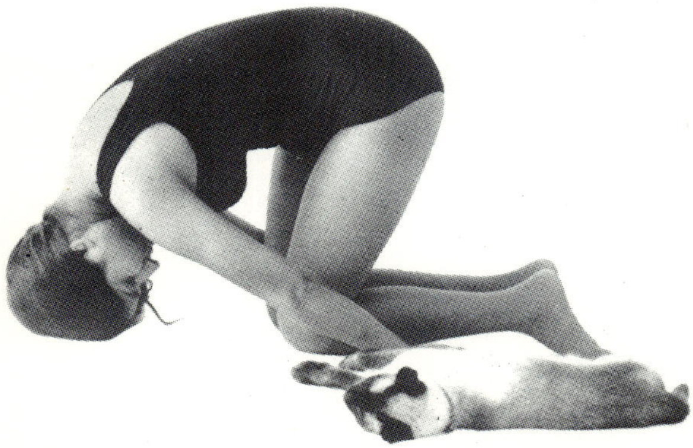

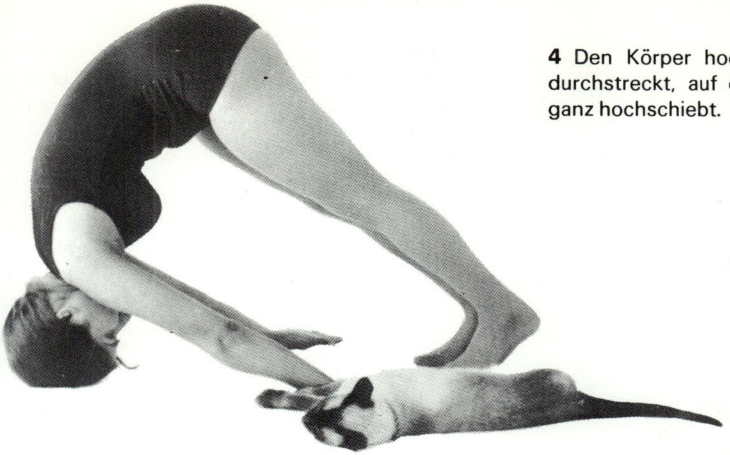

4 Den Körper hochheben, indem man die Beine durchstreckt, auf die Zehen geht und das Gesäß ganz hochschiebt.

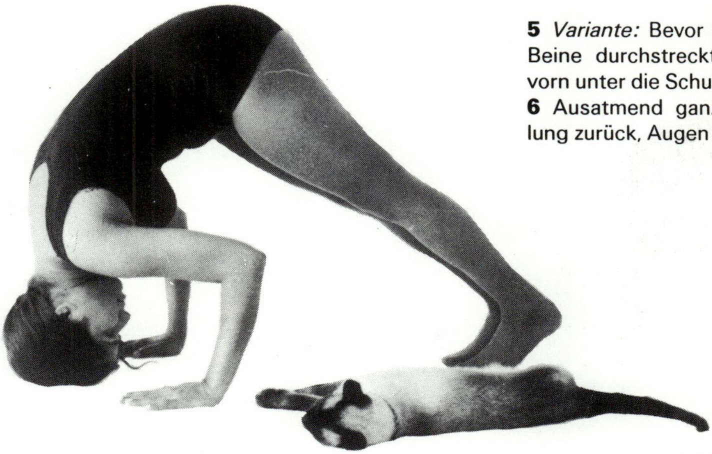

5 *Variante:* Bevor man aus der dritten Position die Beine durchstreckt, verlegt man die Hände nach vorn unter die Schultern und stützt sich so ab.
6 Ausatmend ganz langsam in die Ausgangsstellung zurück, Augen schließen und entspannen.

Vollständige Entspannung (Savasana)

1 Ganz ausgestreckt auf dem Boden liegen, Fersen zusammen; Füße etwas auseinander; Arme lose beidseits des Körpers, Handflächen nach oben; Mund geschlossen, Zunge an den oberen Zähnen; Augen geschlossen.
2 Man konzentriert sich auf die Stelle zwischen den Augenbrauen und atmet bewußt langsam tief ein und aus.

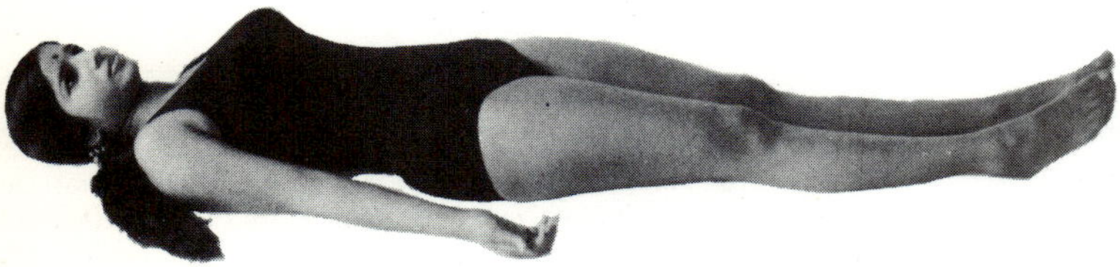

Wenn wir uns die in diesem Buch gesammelten Ratschläge und Übungen zunutze machen, sollten wir mit Ruhe und Gelassenheit an die täglichen Probleme herangehen können. Wir werden dann über Kleinlichkeiten, Eifersucht und Ängstlichkeit hinauswachsen und verwehren, daß sie unsern inneren Frieden stören.

Hinweise zur Gewichtsabnahme

1 Wer nur wenig Übergewicht hat, braucht nur ein paar Wochen lang auf Süßigkeiten, Kuchen, zuckerhaltige Getränke, Alkohol und zweite Portionen zu verzichten, ein paar von den sinnvollen Übungen in diesem Buch täglich auszuführen... schon ist es geschafft. Bei hohem Übergewicht aber muß man sich auf monatelange Anstrengungen gefaßt machen. Man sollte sich ein vernünftiges Ziel setzen und sich weiterhin normal und gesund ernähren, aber einfach von allem weniger essen. So nimmt man stetig mindestens ein Pfund pro Woche ab.

2 Manche Schlankheitsbeflissene fühlen sich frustriert, wenn die Waage auf ihre Verzichte nicht innerhalb weniger Tage mit drastisch abnehmenden Zahlen reagiert. Solchen Leuten könnte eine Fastenkur helfen, die allerdings unter ärztliche Aufsicht gehört, sobald sie intensiv und länger durchgeführt wird. Fasten tut Körper und Geist wohl. Man kann damit beginnen, daß man ein Mittag- oder Abendessen ausläßt und statt dessen ein Glas frischen Gemüse- oder Fruchtsaft trinkt. Versuchen Sie, ohne Abendbrot zu Bett zu gehen, und wenn der Körper sich dem angepaßt hat, gehen Sie auf einen ganzen Fasttag über, an dem Sie nur Milch, Fruchtsäfte oder schwachen Tee zu sich nehmen. Stellen Sie sich zum Fasten positiv ein – es ist ein Jungbrunnen für Leib und Seele. Und nehmen Sie sich immer wieder fest vor, nur mäßig und vernünftig zu essen. Denn wenn Sie sich am nächsten Tag wieder überessen, nützt alles Fasten nichts.

3 Meiden Sie alles, was Zucker oder Mehl enthält; stillen Sie den Hunger im Winter mit klaren Suppen und im Sommer mit Salat. Ersetzen Sie Süßigkeiten und Kuchen durch frisches Obst.

4 Führen Sie ein Diät-Tagebuch, in dem Sie alles, was Sie im Laufe eines Tages essen, genau notieren. Alles... wie wenig es auch sein möge. Am Ende des Tages werden Sie eine Bilanz sehen, die Sie vielleicht erstaunt und beschämt. Bestehen Sie darauf, daß Ihr Lebenspartner die Liste jeden Abend kontrolliert.

5 Trainieren Sie das Wenigeressen, nehmen Sie kleine Portionen und nie zweimal aus der Schüssel. Sie werden sich zuerst hungrig fühlen... aber Ihr Magen wird sich bald anpassen, Ihr Appetit nachlassen.

6 Bleiben Sie möglichst der Küche fern (vor allem dann, wenn Sie sich langweilen oder deprimiert sind).

7 Schauen Sie nicht in Konditorei-Schaufenster – sehen Sie sich lieber in eleganten Geschäften die schönen Modelle für Schlanke an.

8 Belohnen Sie sich mit Dingen, die nichts mit Essen zu tun haben, mit einem neuen Parfüm etwa, mit Kosmetikartikeln oder einem hübschen Schmuckstück.

9 Bleiben Sie den ganzen Tag über emsig tätig. Nehmen Sie den großen Hausputz in Angriff, übernehmen Sie ehrenamtliche Pflichten, rufen Sie eine Freundin zu einem gemütlichen Plauderstündchen an, treiben Sie mit der Familie Sport.

10 Wenn Sie zu den Menschen gehören, deren Eßlust gefühlsbedingt ist, kann Yoga und Tiefatmen Ihnen helfen. Dehnen Sie Ihren Körper möglichst oft – damit strecken Sie auch Ihre verspannten Muskeln und Nerven. Stärken Sie Ihre Willenskraft in täglichen Meditationen. Es gibt nichts Überflüssigeres als Übergewicht; es gefährdet Ihre Gesundheit und Ihr Familienleben.